U0711966

全国中医药行业高等教育"十四五"规划教材
全国高等中医药院校规划教材（第十一版） 配套用书

免疫学基础与病原生物学习题集

（第2版）

（供中医学、针灸推拿学、中西医临床医学、护理学等专业用）

主　编　田维毅（贵州中医药大学）

中国中医药出版社
·北 京·

图书在版编目（CIP）数据

免疫学基础与病原生物学习题集/田维毅主编．—2版．—北京：中国中医药
出版社，2022.7（2025.3重印）

全国中医药行业高等教育"十四五"规划教材配套用书

ISBN 978-7-5132-7634-4

Ⅰ．①免…　Ⅱ．①田…　Ⅲ．①医学-免疫学-中医学院-习题集 ②病原微生物-
中医学院-习题集　Ⅳ．①R392-44 ②R37-44

中国版本图书馆 CIP 数据核字（2022）第 090202 号

中国中医药出版社出版

北京经济技术开发区科创十三街 31 号院二区 8 号楼
邮政编码　100176
传真　010-64405721
三河市同力彩印有限公司印刷
各地新华书店经销

开本 787×1092　1/16　印张 9.5　字数 210 千字
2022 年 7 月第 2 版　2025 年 3 月第 2 次印刷
书号　ISBN 978-7-5132-7634-4

定价　35.00 元
网址　www.cptcm.com

服务热线　010-64405510　　微信服务号　zgzyycbs
购书热线　010-89535836　　微商城网址　https://kdt.im/LIdUGr
维权打假　010-64405753　　天猫旗舰店网址　https://zgzyycbs.tmall.com

如有印装质量问题请与本社出版部联系（010-64405510）

全国中医药行业高等教育"十四五"规划教材
全国高等中医药院校规划教材（第十一版） 配套用书

《免疫学基础与病原生物学习题集》编委会

主　审　袁嘉丽（云南中医药大学）

主　编　田维毅（贵州中医药大学）

副主编　韩妮萍（云南中医药大学）

　　　　俞　琦（贵州中医药大学）

　　　　王　垚（黑龙江中医药大学）

　　　　魏　科（湖南中医药大学）

编　委（以姓氏笔画为序）

　　　　马志红（河北中医学院）

　　　　田敬华（首都医科大学）

　　　　边育红（天津中医药大学）

　　　　邢海晶（云南中医药大学）

　　　　苏　韫（甘肃中医药大学）

　　　　杜娈英（承德医学院）

　　　　佟书娟（南京中医药大学）

　　　　汪长中（安徽中医药大学）

　　　　张宏方（陕西中医药大学）

　　　　周　宏（长春中医药大学）

　　　　姜　成（福建中医药大学）

　　　　姜　昕（上海中医药大学）

　　　　高永翔（成都中医药大学）

　　　　梅　雪（河南中医药大学）

　　　　曹　婧（大连医科大学）

　　　　梁裕芬（广西中医药大学）

　　　　韩晓伟（辽宁中医药大学）

编写说明

为便于师生在教学中对知识点的学习和掌握，我们编写了与规划教材配套的教学用书。本配套用书的编者为来自全国 20 余所高等医药院校的专家、教授，均为长期工作在教学一线的教师。本配套用书为编者们多年授课、辅导、命题、阅卷等工作经验的提炼和总结，具有重要参考价值。

本配套用书的命题范围与规划教材的学习要求和教学内容一致，覆盖全部知识点，对必须掌握的基本知识、重点、难点，以不同的题型、从不同的角度反复强化，融会贯通。为方便学生同步练习和教师教学参考，本配套用书的内容体系和编写顺序与规划教材一致。测试题共分六种题型，各题型均附有参考答案。测试题型基本类别如下。

一、名词解释

二、填空题

三、选择题（A 型题、B 型题、C 型题、K 型题、X 型题）

四、判断题

五、简答题

六、综合分析题

本配套用书可供高等中医药院校及高等医药院校的学生、成人教育学生、参加执业医师资格考试人员和其他相关人员学习使用。限于我们的知识、能力和水平，本书难免有不当之处，敬请读者给予意见和建议，以便修订时更正，不胜感谢。

《免疫学基础与病原生物学习题集》编委会
2022 年 5 月

目 录

上篇　免疫学基础

第一章　免疫学绪论 ▷▷▷

习　题

一、名词解释

1. 免疫（immune）
2. 免疫防御（immunological defence）
3. 免疫自稳（immunological homeostasis）
4. 免疫监视（immunological surveillance）
5. 淋巴细胞归巢（lymphocyte homing）
6. 淋巴细胞再循环（lymphocyte recirculation）
7. 中枢免疫器官（central immune organ）
8. 外周免疫器官（peripheral immune organ）
9. 固有免疫（innate immunity）
10. 适应性免疫（adaptive immunity）
11. 黏膜相关淋巴组织（mucosal associated lymphoid tissue）

二、填空题

1. 免疫主要有_____、_____和_____三种功能。
2. 免疫系统主要由_____、_____和_____组成。
3. 免疫器官按其功能不同可分为_____和_____。
4. 免疫的类型包括_____和_____。
5. 人类的中枢免疫器官包括_____和_____。

6. 人类的外周免疫器官包括_____、_____和_____。

三、选择题

（一） A 型题

1. 机体免疫系统防止病原体感染的能力是（　　）
    A. 免疫防御　　　　　　　B. 免疫自稳　　　　　C. 免疫监视
    D. 免疫耐受　　　　　　　E. 免疫调节
2. 机体免疫系统防止病毒持续性感染的能力是（　　）
    A. 免疫防御　　　　　　　B. 免疫自稳　　　　　C. 免疫监视
    D. 免疫耐受　　　　　　　E. 免疫调节
3. 机体免疫系统清除肿瘤细胞的能力是（　　）
    A. 免疫防御　　　　　　　B. 免疫自稳　　　　　C. 免疫监视
    D. 免疫耐受　　　　　　　E. 免疫调节
4. 机体免疫自稳功能异常会发生（　　）
    A. 免疫缺陷　　　　　　　B. 免疫抑制　　　　　C. 自身免疫病
    D. 超敏反应　　　　　　　E. 肿瘤
5. 以下哪项功能异常时，机体可发生反复感染（　　）
    A. 免疫防御　　　　　　　B. 免疫自稳　　　　　C. 免疫监视
    D. 免疫耐受　　　　　　　E. 免疫调节
6. 免疫对机体（　　）
    A. 都是有利的　　　　　　B. 都是有害的
    C. 多数情况有害　　　　　D. 正常条件下有利，异常条件下有害
    E. 以上都不对
7. 免疫系统的组成是（　　）
    A. 中枢免疫器官、周围免疫器官、黏膜免疫系统
    B. 免疫细胞、中枢免疫器官、免疫分子
    C. 中枢免疫器官、免疫细胞、皮肤免疫系统
    D. 免疫分子、黏膜免疫系统、免疫细胞
    E. 免疫器官和组织、免疫细胞、免疫分子
8. 发明"人痘法"预防天花的是（　　）
    A. 英国人　　　　　　　　B. 日本人　　　　　　C. 土耳其人
    D. 中国人　　　　　　　　E. 俄国人
9. 发明"牛痘法"预防天花的是（　　）
    A. 英国人　　　　　　　　B. 日本人　　　　　　C. 土耳其人
    D. 中国人　　　　　　　　E. 俄国人
10. 发明"牛痘法"预防天花的科学家是（　　）
    A. Koch　　　　　　　　　B. Jenner　　　　　　C. Pasteur

  D. Behring   E. Bordet

11. 因开创"免疫血清疗法"获得诺贝尔生理学或医学奖的科学家是（　　　）

  A. Koch   B. Jenner   C. Pasteur

  D. Behring   E. Bordet

12. 因发现补体而获得诺贝尔生理学或医学奖的科学家是（　　　）

  A. Koch   B. Ehrlich   C. Pasteur

  D. Behring   E. Bordet

13. 属于中枢免疫器官的是（　　　）

  A. 淋巴结   B. 骨髓   C. 脾脏

  D. 扁桃体   E. MALT（黏膜相关淋巴组织）

14. 不属于外周免疫器官的是（　　　）

  A. 淋巴结   B. 骨髓   C. 脾脏

  D. 扁桃体   E. MALT

15. 免疫细胞产生、分化、发育、成熟的场所是（　　　）

  A. 脾和淋巴结   B. 脾、淋巴结和黏膜相关淋巴组织

  C. 淋巴结和胸腺   D. 淋巴结和胸腺

  E. 骨髓

16. 免疫细胞定居、执行功能的场所是（　　　）

  A. 胸腺和骨髓

  B. 脾和淋巴结

  C. 脾、淋巴结和黏膜相关淋巴组织

  D. 淋巴结和胸腺

  E. 骨髓

17. T 淋巴细胞分化、发育和成熟的场所是（　　　）

  A. 骨髓   B. 胸腺   C. 淋巴结

  D. 脾脏   E. MALT

18. B 淋巴细胞发育成熟的场所是（　　　）

  A. 骨髓   B. 胸腺   C. 淋巴结

  D. 脾脏   E. MALT

19. 人体内最大的外周免疫器官是（　　　）

  A. 骨髓   B. 胸腺   C. 腔上囊

  D. 淋巴结   E. 脾脏

20. 黏膜免疫功能主要由以下何种免疫组织器官执行（　　　）

  A. 骨髓   B. 胸腺   C. 淋巴结

  D. 脾   E. MALT

（二）B 型题

A. 免疫防御 B. 免疫自稳

C. 免疫监视 D. 免疫耐受

1. 机体防止外来病原生物侵袭的功能属于（　　　）
2. 机体维持自身生理平衡稳定的能力属于（　　　）
3. 机体清除发生突变的细胞的功能属于（　　　）

A. 肿瘤 B. 超敏反应

C. 反复感染 D. 自身免疫病

4. 免疫监视功能异常机体容易发生（　　　）
5. 免疫防御功能低下机体容易发生（　　　）
6. 免疫防御功能过强机体容易发生（　　　）

A. Mechnikov B. Ehrlich

C. Burnet D. Behring

7. 提出"抗体产生的侧链学说"的是（　　　）
8. 提出抗体生成的"克隆选择学说"的是（　　　）
9. 提出"吞噬细胞理论"的是（　　　）

（三）C 型题

A. 骨髓 B. 胸腺

C. 两者都是 D. 两者都不是

1. T 淋巴细胞分化成熟的场所是（　　　）
2. 造血器官是（　　　）
3. 成熟淋巴细胞定居于（　　　）

A. 胸腺依赖区 B. 非胸腺依赖区

C. 两者都是 D. 两者都不是

4. 淋巴结中 B 细胞定居的场所称为（　　　）
5. 淋巴结中 T 细胞定居的场所称为（　　　）
6. 存在于胸腺中的是（　　　）

A. 淋巴细胞归巢 B. 淋巴细胞再循环

C. 两者都是 D. 两者都不是

7. 有助于淋巴细胞合理分配的是（　　　）
8. 有助于淋巴细胞接触抗原的机制是（　　　）

9. 使全身淋巴组织成为有机整体的是（　　　）

（四）K 型题

A. ①+②+③　　　　　B. ①+③　　　　　C. ②+④

D. ④　　　　　E. ①+②+③+④

1. 属于骨髓功能的是（　　　）

①B 细胞定居的场所　　　　②再次体液免疫应答发生的场所

③T 细胞发育成熟的场所　　④B 细胞发育成熟的场所

2. 属于胸腺功能的是（　　　）

①T 细胞定居的场所　　　　②再次体液免疫应答发生的场所

③B 细胞发育成熟的场所　　④T 细胞发育成熟的场所

3. MALT 的功能包括（　　　）

①过滤淋巴液　　　　　　　②参与淋巴细胞再循环

③储存血液　　　　　　　　④分泌 SIgA

4. 关于淋巴细胞再循环的说法正确的是（　　　）

①参与再循环的主要是 T 细胞，占 80％以上

②使全身淋巴细胞分布更加合理

③增加了淋巴细胞接触抗原的机会

④使全身免疫器官组织成为一个有机联系的整体

5. 固有免疫的特点包括（　　　）

①遗传获得　　　　　　　　②与生俱来

③无免疫记忆性　　　　　　④又称获得性免疫

6. 适应性免疫的特点包括（　　　）

①遗传获得　　　　　　　　②后天获得

③无免疫记忆性　　　　　　④又称获得性免疫

（五）X 型题

1. 人体免疫系统的组成包括（　　　）

A. 免疫器官　　　　　B. 造血器官　　　　　C. 免疫细胞

D. 免疫分子　　　　　E. 细胞因子

2. 人类的外周免疫器官包括（　　　）

A. 骨髓　　　　　　　B. 胸腺　　　　　　　C. 腔上囊

D. 淋巴结　　　　　　E. 脾脏

3. 人类的中枢免疫器官包括（　　　）

A. 骨髓　　　　　　　B. 胸腺　　　　　　　C. 腔上囊

D. 淋巴结　　　　　　E. 脾脏

4. 淋巴结的功能包括 （　　）

    A. T、B 细胞定居的场所　　　　B. 免疫细胞执行功能的场所

    C. B 细胞发育成熟的场所　　　　D. T 细胞发育成熟的场所

    E. 自身免疫耐受维持的场所

5. 脾的功能包括 （　　）

    A. T、B 细胞定居的场所　　　　B. 免疫细胞执行功能的场所

    C. B 细胞发育成熟的场所　　　　D. T 细胞发育成熟的场所

    E. 储存和过滤血液的场所

四、判断题

1. 固有免疫就是非特异性免疫。（　　）

2. 适应性免疫不会形成免疫记忆。（　　）

3. 免疫对人体都是有利的。（　　）

4. 执行局部黏膜免疫功能的是 MALT。（　　）

5. 初级淋巴滤泡也称生发中心。（　　）

6. 胸腺是自身免疫耐受和维持的重要器官。（　　）

7. 脾脏可以储存和过滤淋巴液。（　　）

五、简答题

1. 简述免疫的功能。

2. 简述人体免疫器官的组成及其功能。

3. 简述固有免疫和适应性免疫的特点。

4. 简述淋巴细胞再循环的概念及其意义。

六、综合分析题

    患者，女，60 岁，寒战高热伴头痛恶心 1 周，继而出现谵妄、昏睡、昏迷。临床检查发现患者心率快、脉细弱、唇指发绀、血压下降、尿量减少。血培养发现肺炎链球菌。既往该患者有腹部外伤脾切除病史。

    该患者的脾脏切除与肺炎链球菌的感染有何关系？

参考答案

一、名词解释

1. 免疫即机体识别和清除抗原性异物，以维持内环境稳定的功能。

2. 免疫防御是机体防止外来病原生物的侵袭，清除已入侵病原生物及其有害物质（如细菌毒素）的能力，或称抗感染免疫。此功能异常时，机体可发生免疫缺陷和超敏

反应性疾病。

3. 免疫自稳是机体识别和清除自身损伤、衰老和死亡的组织细胞，维持自身生理平衡稳定的能力。此功能异常时，机体可发生自身免疫性疾病。

4. 免疫监视是机体能及时识别并清除发生突变或被病毒感染的细胞，防止肿瘤发生和病毒持续性感染的能力。此功能异常时，机体可发生肿瘤和病毒持续性感染。

5. 淋巴细胞归巢是血液中的淋巴细胞选择性趋向迁移并定居于外周免疫器官或特定组织的特定区域的现象。

6. 淋巴细胞再循环是成熟的淋巴细胞在外周免疫器官、淋巴液和血液中反复循环的过程。

7. 中枢免疫器官又称初级淋巴器官，是免疫细胞发生、分化、发育和成熟的场所。人类的中枢免疫器官包括骨髓和胸腺。

8. 外周免疫器官又称次级淋巴器官，是成熟免疫细胞定居、进一步分化执行免疫功能的场所。人类的外周免疫器官包括淋巴结、脾和黏膜相关淋巴组织。

9. 固有免疫又称天然免疫，是生物体在长期种系进化过程中逐渐形成的天然防御机制。这种免疫遗传获得，与生俱来，对病原体的清除作用无严格选择针对性，也无免疫记忆性，又称为非特异性免疫。

10. 适应性免疫又称获得性免疫，是 T/B 淋巴细胞受到抗原刺激后活化、增殖、分化，产生效应物质清除抗原的过程。这种免疫是机体后天获得的，是针对病原体等非己物质产生的特异性防御功能，可形成免疫记忆，又称为特异性免疫。

11. 黏膜相关淋巴组织是存在于呼吸道、消化道和泌尿生殖道黏膜局部的散在淋巴组织。黏膜相关淋巴组织有两种形式：一种具有组织结构，如扁桃体、阑尾和 Peyer 小结等；另一种是无组织结构的、分布于上皮及结缔组织内的弥散淋巴组织。

二、填空题

1. 免疫防御，免疫自稳，免疫监视
2. 免疫组织器官，免疫细胞，免疫分子
3. 中枢免疫器官，外周免疫器官
4. 固有免疫，适应性免疫
5. 骨髓，胸腺
6. 淋巴结，脾，黏膜相关淋巴组织

三、选择题

（一）A 型题

1~5　A C C C A　　　6~10　D E D A B

11~15　D E B B E　　　16~20　C B A E E

（二）B 型题

1~3　A B C　　　4~6　A C B　　　7~9　B C A

（三） C 型题

1~3　B A D　　　　　　　　　　4~6　B A D　　　　　　　　　7~9　C B B

（四） K 型题

1~5　C D C E A　　　　　　　　6　C

（五） X 型题

1~5　ACD　DE　AB　AB　ABE

四、判断题

1~5　√××√×　　　　　　　　　　6~7　√×

五、简答题

1. 答：①免疫防御：机体防止外来病原生物的侵袭，清除已入侵病原生物及其有害物质（如细菌毒素）的能力，或称抗感染免疫。此功能异常时，机体可发生免疫缺陷和超敏反应性疾病。②免疫自稳：机体识别和清除自身损伤、衰老和死亡的组织细胞，维持自身生理平衡稳定的能力。此功能异常时，机体可发生自身免疫性疾病。③免疫监视：机体能及时识别并清除发生突变或被病毒感染的细胞，防止肿瘤发生和病毒持续性感染的能力。此功能异常时，机体可发生肿瘤和病毒持续性感染。

2. 答：人体免疫器官包括中枢免疫器官和外周免疫器官。

中枢免疫器官包括骨髓和胸腺，其中骨髓的功能：①骨髓是成人各类血细胞（包括免疫细胞）的发源地。②骨髓是 B 淋巴细胞发育成熟的场所。③骨髓是再次体液免疫应答发生的场所。胸腺的功能：①胸腺是 T 淋巴细胞分化、发育和成熟的主要器官。②胸腺是自身免疫耐受和维持的重要器官。③免疫调节作用。

外周免疫器官包括淋巴结、脾和黏膜相关淋巴组织，其中淋巴结的功能：①成熟 T、B 淋巴细胞定居的场所。②免疫细胞执行免疫应答功能的场所。③过滤淋巴液。④参与淋巴细胞再循环。脾的功能：①成熟 T、B 淋巴细胞定居的场所。②免疫细胞执行免疫应答功能的场所。③储存和过滤血液。④分泌生物活性物质，如补体成分、细胞因子等。黏膜相关淋巴组织的功能：①执行局部黏膜免疫功能。②分泌 SIgA。

3. 答：固有免疫的特点：①机体遗传获得，与生俱来，是机体抵御病原体侵袭的第一道防线。②对病原体的清除作用无严格选择针对性。③固有免疫无免疫记忆性，针对病原体的应答模式和强度并不因与病原体接触次数的增加而有所增强。

适应性免疫的特点：①机体后天获得。②是针对病原体等非己物质产生的特异性防御功能。③适应性免疫可形成免疫记忆。在生理或病理状态下，T/B 淋巴细胞对某些特定抗原也会表现出"不应答"的免疫耐受现象。

4. 答：淋巴细胞再循环是指成熟的淋巴细胞在外周免疫器官、淋巴液和血液中反复循环的过程。参与再循环的淋巴细胞主要是 T 细胞。淋巴细胞再循环的意义：①使全身的淋巴细胞分布更趋合理。②增加了淋巴细胞接触抗原的机会，扩大了免疫识别。③使全身免疫器官组织成为一个有机联系的整体。

六、综合分析题

答：肺炎链球菌的荚膜多糖能抵抗吞噬细胞的吞噬作用。B1 细胞可针对肺炎链球菌产生抗体。脾脏中的巨噬细胞可吞噬并清除被抗体结合的肺炎链球菌，或将肺炎链球菌提呈给 T 细胞以诱导适应性免疫应答，最终清除肺炎链球菌。而脾脏切除的个体不能发挥此功能，故脾脏切除的个体容易被肺炎链球菌感染。

第二章 抗 原 ▷▷▷

习 题

一、名词解释

1. 抗原（antigen）
2. 免疫原性（immunogenicity）
3. 免疫反应性（immunoreactivity）
4. 抗原表位（antigen epitope）
5. 共同抗原（common antigen）
6. 交叉反应（cross reaction）
7. 完全抗原（complete antigen）
8. 半抗原（hapten）
9. 异种抗原（xenogenic antigen）
10. 同种异型抗原（allogenic antigen）
11. 自身抗原（autoantigen）
12. 独特型抗原（idiotypic antigen）
13. 异嗜性抗原（heterophilic antigen）
14. 胸腺依赖性抗原（thymus dependent antigen，TD-Ag）
15. 胸腺非依赖性抗原（thymus independent antigen，TI-Ag）
16. 外源性抗原（exogenous antigen）
17. 内源性抗原（endogenous antigen）
18. 耐受原（tolerogen）
19. 变应原（allergen）
20. 超抗原（superantigen，SAg）
21. 丝裂原（mitogen）
22. 佐剂（adjuvant）
23. 病原相关分子模式（pathogen associated molecular pattern，PAMP）

二、填空题

1. 免疫细胞激活物包括_____、_____、_____、_____和_____。

2. 抗原具有两个重要性能，分别是_____和_____。

3. 抗原分子中决定其特异性的化学基团是_____，又称_____。

4. 表位的_____和_____决定抗原的特异性。

5. 根据抗原表位中氨基酸的空间结构特点，可将其分为_____和_____。

6. 抗原的免疫原性主要取决于_____、_____及_____。

7. 根据抗原的性能不同，抗原可分为_____和_____。

8. 单独存在时只有_____而无_____的抗原称为半抗原。

9. 根据抗原与机体的亲缘关系不同，抗原可分_____、_____、_____、_____和_____。

10. 根据 B 细胞产生抗体是否需要 Th 细胞辅助，抗原可分为_____和_____。

11. 根据抗原是否在抗原提呈细胞内合成，抗原可分为_____和_____。

三、选择题

（一）　A 型题

1. 特异性免疫细胞激活物是（　　　）
   A. 抗原　　　　　　　　　B. PAMP　　　　　　　C. DAMP
   D. 有丝分裂原　　　　　　E. 佐剂

2. 决定抗原特异性的物质基础是（　　　）
   A. 分子量　　　　　　　　B. 化学性质　　　　　　C. 物理状态
   D. 结构复杂性　　　　　　E. 表位

3. 抗原的特异性取决于（　　　）
   A. 抗原分子量大小　　　　B. 抗原的物理性状　　　C. 抗原的种类
   D. 表位的化学组成和空间构象　　E. 抗原种属差异

4. 与抗体可变区结合的是（　　　）
   A. 共同抗原　　　　　　　B. 类属抗原　　　　　　C. 交叉抗原
   D. 抗原表位　　　　　　　E. 异嗜性抗原

5. 下列关于抗原的理化特性，叙述正确的是（　　　）
   A. 抗原分子量一般在 10kD 以上
   B. 抗原分子量越大，免疫原性越弱
   C. 抗原结构越复杂，免疫原性越弱
   D. 可溶性抗原免疫原性强于颗粒性抗原
   E. 抗原与机体间亲缘关系越远，免疫原性越弱

6. 下列关于抗原的理化特性，叙述不正确的是（　　　）
   A. 抗原分子量一般在 10kD 以上
   B. 抗原分子量越大，免疫原性越强

    C. 抗原分子结构越复杂，免疫原性越弱

    D. 颗粒性抗原免疫原性强于可溶性抗原

    E. 抗原与机体间亲缘关系越远，免疫原性越强

7. 不同抗原具有相同或相似的表位，这些抗原可互称为（　　　）

    A. 相同抗原　　　　　　　　B. 共同抗原　　　　　　　C. 交叉反应性

    D. 异种抗原　　　　　　　　E. 独特型抗原

8. 交叉反应是由于两种不同的抗原具有（　　　）

    A. 构象决定簇　　　　　　　B. 不同的抗原决定簇　　　C. 功能性决定簇

    D. 共同抗原决定簇　　　　　E. 连续性决定簇

9. 抗体对共同抗原都能发生结合反应是（　　　）

    A. 沉淀反应　　　　　　　　B. 交叉反应　　　　　　　C. 超敏反应

    D. 过敏反应　　　　　　　　E. 间接凝集反应

10. 接种牛痘苗后机体产生了对天花病毒的免疫力，反映了这两种抗原分子的（　　　）

    A. 特异性　　　　　　　　　B. 分子大　　　　　　　　C. 交叉反应性

    D. 异物性　　　　　　　　　E. 分子结构复杂

11. 下列哪种物质没有免疫原性（　　　）

    A. 内源性抗原　　　　　　　B. 外源性抗原　　　　　　C. 完全抗原

    D. 异嗜性抗原　　　　　　　E. 半抗原

12. 以下物质中免疫原性较强的是（　　　）

    A. 核酸　　　　　　　　　　B. 蛋白质　　　　　　　　C. 多糖

    D. 脂类　　　　　　　　　　E. 以上都不是

13. 以下物质中免疫原性较弱的是（　　　）

    A. 核酸　　　　　　　　　　B. 蛋白质　　　　　　　　C. 多糖

    D. 脂类　　　　　　　　　　E. 以上都不是

14. 抗原物质经哪种途径进入机体容易诱导免疫耐受（　　　）

    A. 肌内注射　　　　　　　　B. 皮内注射　　　　　　　C. 腹腔注射

    D. 静脉注射　　　　　　　　E. 口服

15. 抗原物质经哪种途径进入机体引起的免疫原性最强（　　　）

    A. 肌内注射　　　　　　　　B. 皮内注射　　　　　　　C. 腹腔注射

    D. 静脉注射　　　　　　　　E. 口服

16. 以下说法正确的是（　　　）

    A. 分子量越大的抗原通常免疫原性越强

    B. 亲缘关系越近的抗原免疫原性越强

    C. 静脉注射较皮下注射抗原其免疫原性更强

    D. 化学结构越简单的抗原其免疫原性越强

    E. 抗原的免疫原性只取决于抗原本身的性质，与宿主无关

17. 以下说法错误的是（　　　）

A. 分子量越大的抗原通常免疫原性越强

B. 亲缘关系越远的抗原免疫原性越强

C. 皮下注射较静脉注射抗原其免疫原性更强

D. 化学结构越复杂的抗原其免疫原性越强

E. 抗原的免疫原性只取决于抗原本身的性质，与宿主无关

18. 完全抗原是（   ）

A. 只有免疫原性的物质　　　　B. 只有免疫反应性的物质

C. 不能与抗体结合的物质　　　D. 能被 T 淋巴细胞识别的物质

E. 有免疫原性和免疫反应性的物质

19. 半抗原是单独存在时（   ）

A. 只有免疫原性的物质　　　　B. 只有免疫反应性的物质

C. 不能与抗体结合的物质　　　D. 能被 T 淋巴细胞识别的物质

E. 有免疫原性和免疫反应性的物质

20. 病原体对宿主而言属于（   ）

A. 异种抗原　　　　B. 同种异型抗原　　　　C. 自身抗原

D. 异嗜性抗原　　　E. 独特型抗原

21. 肿瘤细胞属于（   ）

A. 异种抗原　　　　B. 同种异型抗原　　　　C. 自身抗原

D. 异嗜性抗原　　　E. 独特型抗原

22. 同一种属不同个体之间存在的抗原称为（   ）

A. 异种抗原　　　　B. 同种异型抗原　　　　C. 自身抗原

D. 异嗜性抗原　　　E. 独特型抗原

23. A 型血红细胞对 B 型血人群而言是（   ）

A. 异种抗原　　　　B. 异嗜性抗原　　　　C. 自身抗原

D. 同种异型抗原　　E. 独特型抗原

24. 人类的器官移植手术中，供者的组织细胞对受者而言是（   ）

A. 异种抗原　　　　B. 同种异型抗原　　　　C. 自身抗原

D. 完全抗原　　　　E. 半抗原

25. 对人体而言，以下属于同种异型抗原的是（   ）

A. 动物血清　　　　B. 人类血型抗原　　　　C. 晶状体蛋白

D. 病原微生物　　　E. 以上都不是

26. 对人体而言，以下属于自身抗原的是（   ）

A. 流感病毒　　　　B. 伤寒杆菌　　　　C. 眼晶状体蛋白

D. 红细胞血型抗原　E. 类毒素

27. 以下属于隐蔽的自身抗原的是（   ）

A. 流感病毒　　　　B. 伤寒杆菌　　　　C. 眼晶状体蛋白

D. 红细胞血型抗原　E. 类毒素

28. 存在于不同种属之间的共同抗原称为（　　　）

    A. 类属抗原　　　　　　B. 交叉抗原　　　　　　C. 同种抗原

    D. 异嗜性抗原　　　　　E. 独特型抗原

（二）B 型题

    A. 异种抗原　　　　　　B. 同种异型抗原

    C. 自身抗原　　　　　　D. 异嗜性抗原

1. 红细胞血型抗原属于（　　　）

2. 晶状体蛋白属于（　　　）

3. 病原微生物对人而言属于（　　　）

    A. 完全抗原　　　　　　B. 半抗原

    C. 共同抗原　　　　　　D. 异嗜性抗原

4. 只有免疫反应性，无免疫原性的是（　　　）

5. 既有免疫反应性，又有免疫原性的是（　　　）

6. 不同种属之间的共同抗原是（　　　）

7. 不同抗原具有相同的表位，这些抗原是（　　　）

    A. 变应原　　　　　　　B. 半抗原

    C. 耐受原　　　　　　　D. 超抗原

8. 必须与蛋白质载体结合才具有免疫原性的是（　　　）

9. 能诱导超敏反应发生的抗原是（　　　）

10. 能诱导机体产生免疫耐受的抗原是（　　　）

11. 只需极低浓度（1~10ng/mL）即可激活2%~20%的 T 细胞，产生极强免疫应答的抗原是（　　　）

（三）C 型题

    A. 完全抗原　　　　　　B. 半抗原

    C. 两者都是　　　　　　D. 两者都不是

1. 有免疫反应性的是（　　　）

2. 有免疫原性的是（　　　）

    A. B 细胞表位　　　　　B. T 细胞表位

    C. 两者都是　　　　　　D. 两者都不是

3. 表位类型可以是顺序表位的是（　　　）

4. 表位类型可以是构象表位的是（　　　）

A. TD-Ag   B. TI-Ag

C. 两者都是   D. 两者都不是

5. 引起免疫应答时需 Th 细胞辅助的是 （　　　）

6. 引起免疫应答时不需要 Th 细胞辅助的是 （　　　）

A. 普通抗原   B. 超抗原

C. 两者都是   D. 两者都不是

7. 有 MHC 限制性的是 （　　　）

8. 无 MHC 限制性的是 （　　　）

9. 能直接激活大量 T 细胞的是 （　　　）

10. 经 APC 处理后激活特异性 T 细胞的是 （　　　）

（四） K 型题

A. ①+②+③   B. ①+③   C. ②+④

D. ④   E. ①+②+③+④

1. 影响抗原免疫原性的因素有 （　　　）

①抗原的异物性   ②抗原的化学组成

③抗原进入机体的途径   ④抗原的分子构象

2. B 细胞表位的特点包括 （　　　）

①受体为 BCR   ②为顺序表位

③存在于抗原分子表面   ④无 MHC 限制性

3. T 细胞表位的特点包括 （　　　）

①受体为 TCR   ②为顺序表位

③存在于抗原分子疏水区   ④无 MHC 限制性

4. 对人而言属于异种抗原的是 （　　　）

①病原生物   ②外毒素

③动物血清   ④血型抗原

5. 同种异型抗原包括 （　　　）

①病原生物   ②组织相容性抗原

③外毒素   ④血型抗原

（五） X 型题

1. 关于异嗜性抗原的描述正确的是 （　　　）

A. 是共同抗原   B. 是引起超敏反应的抗原

C. 可引起交叉反应   D. 是同种异体抗原

E. 存在于不同种属生物中

2. 影响抗原激活的因素包括 （　　　）

    A. 抗原的分子量大小　　　　　B. 抗原的空间构象

    C. 抗原表位可否显现　　　　　D. 机体的遗传背景

    E. 机体的年龄和性别

3. 决定抗原特异性的是（　　　）

    A. 抗原的分子大小　　　　　　B. 抗原的化学组成

    C. 抗原的分子构象　　　　　　D. 抗原的表位数量

    E. 抗原的物理状态

4. 以下属于自身抗原的是（　　　）

    A. 动物血清　　　　B. 人类血型抗原　　　　C. 晶状体蛋白

    D. 病原微生物　　　E. 精子

5. 关于半抗原的说法正确的是（　　　）

    A. 单独存在只具有免疫原性　　B. 单独存在只具有免疫反应性

    C. 通常分子量小　　　　　　　D. 可与载体结合成为完全抗原

    E. 具有表位

6. 关于超抗原的说法正确的是（　　　）

    A. 极低浓度即可激活大量 T 细胞　B. 是非特异性的免疫细胞激活物

    C. 通常分子量小　　　　　　　D. 无 MHC 限制性

    E. 能为特异性 TCR 识别

四、判断题

1. 对人体而言，HLA 属于异种抗原。（　　　）

2. 对人体而言，红细胞 A 抗原属于同种异型抗原。（　　　）

3. 没有免疫反应性而具有免疫原性的抗原称为半抗原。（　　　）

4. 外源性抗原是在抗原提呈细胞外合成的抗原。（　　　）

5. 内源性抗原是在抗原提呈细胞外合成的抗原。（　　　）

6. 脂多糖不是丝裂原。（　　　）

7. 脂多糖不是 PAMP。（　　　）

8. 佐剂能增强抗原的免疫原性，但不能增强机体对抗原刺激的反应性。（　　　）

9. PAMP 的识别受体是 PRR。（　　　）

五、简答题

1. 抗原的性能主要是什么？

2. 影响抗原免疫原性的因素有哪些？

3. 根据与机体的亲缘关系，抗原被分为哪几类？

4. 简述 T 细胞表位与 B 细胞表位的区别。

5. 超抗原和普通抗原有什么区别？

6. 佐剂的作用机制和生物学作用分别是什么？

六、综合分析题

患者李某，男，24 岁，因咽部不适 3 周，双腿、双眼睑水肿，尿少 1 周入院。经查体以及血、尿常规和肝、肾功能化验检查后临床诊断：急性肾小球肾炎（链球菌感染后）。

提示：乙型溶血性链球菌表面和人肾小球基底膜都有 M 蛋白。

1. 乙型溶血性链球菌表面和人肾小球基底膜属于什么抗原？
2. 为什么链球菌感染后，此患者的最后诊断为急性肾小球肾炎？

参考答案

一、名词解释

1. 抗原是指能与 T/B 细胞的抗原受体（TCR/BCR）特异性结合，使其活化、增殖和分化，产生免疫应答产物（效应淋巴细胞/抗体），并能与之特异性结合的物质。
2. 免疫原性指抗原特异性激活免疫细胞，使之增殖分化产生免疫应答产物的性能。
3. 免疫反应性指抗原与相应的免疫应答产物在体内外发生特异性结合的特性。
4. 抗原表位是抗原分子中决定其特异性的特殊化学基团，又称抗原决定簇。
5. 不同抗原具有相同或相似的表位，这些抗原可互称为共同抗原。
6. 抗原诱导产生的特异性抗体或效应 T 细胞，不仅能与诱导其产生的抗原表位结合，还能与其共同抗原的表位结合，这种反应称为交叉反应。
7. 完全抗原是同时具有免疫原性和免疫反应性的抗原。
8. 半抗原是单独存在时只有免疫反应性而无免疫原性的抗原，又称为不完全抗原。半抗原与载体（如血清蛋白等）结合后可成为完全抗原。
9. 异种抗原指来自不同物种的抗原。如病原生物及其代谢产物（如细菌外毒素）、动物血清（如马血清）、植物蛋白、药物和化学物质等对人而言均为异种抗原。
10. 同种异型抗原指同一种属不同个体之间存在的抗原。如 ABO 系统和 Rh 系统。
11. 自身抗原指来自机体自身能引起免疫应答的抗原，包括修饰的自身抗原和隐蔽的自身抗原。
12. 独特型抗原是指抗体（Ig）分子中独特的氨基酸序列。
13. 存在于人、动物、植物及微生物等不同种属生物之间的共同抗原称为异嗜性抗原，又称 Forssman 抗原。
14. 胸腺依赖性抗原是激活 B 细胞产生抗体时需要 Th 细胞辅助的抗原。
15. 胸腺非依赖性抗原是激活 B 细胞产生抗体时无须 Th 细胞辅助的抗原，如细菌脂多糖、荚膜多糖等。
16. 外源性抗原指在抗原提呈细胞外合成的抗原。这类抗原通过胞吞、胞饮、内吞等方式被 APC 摄入，在其细胞内被降解为抗原肽并与 MHC Ⅱ类分子结合成复合物，提呈于 APC 表面，被 CD4⁺T 细胞识别。
17. 内源性抗原指在抗原提呈细胞内合成的抗原，这类抗原在 APC 胞质内被加工处理为抗原肽，与 MHCI类分子结合形成复合物，表达于 APC 表面，被 CD8⁺T 细胞识别。

18. 可诱导机体产生免疫耐受的抗原称为耐受原。

19. 能诱导超敏反应发生的抗原称为变应原，又称为过敏原。

20. 某些特殊的抗原，只需极低浓度（1~10ng/mL）即可非特异性激活人体总 T 细胞库中的 2%~20% 的 T 细胞克隆，产生极强的免疫应答，这种抗原称为超抗原。

21. 丝裂原即有丝分裂原，可致细胞发生有丝分裂，属非特异性免疫细胞激活剂。

22. 佐剂指先于抗原或同时与抗原注入体内，可增强机体对抗原的免疫应答程度或改变免疫应答类型的物质。

23. 种类繁多的病原生物具有某些结构相似、进化保守的分子，称为病原相关分子模式，是与固有免疫细胞的模式识别受体结合使其激活的固有免疫原。如细菌肽聚糖、G⁻菌的脂多糖（LPS）和真菌的酵母多糖等。

二、填空题

1. 抗原，超抗原，丝裂原，佐剂，病原相关分子模式
2. 免疫原性，免疫反应性
3. 抗原表位，抗原决定簇
4. 化学组成，空间构型
5. 顺序表位，构象表位
6. 抗原的异物性和理化性质，宿主方面的因素，抗原进入机体的方式
7. 完全抗原，半抗原
8. 免疫反应性，免疫原性
9. 异种抗原，同种异型抗原，自身抗原，独特型抗原，异嗜性抗原
10. 胸腺依赖性抗原，胸腺非依赖性抗原
11. 外源性抗原，内源性抗原

三、选择题

（一） A 型题

| 1~5 A E D D A | 6~10 C B D B C | 11~15 E B D E B |
| 16~20 A E E B A | 21~25 C B D B B | 26~28 C C D |

（二） B 型题

| 1~3 B C A | 4~7 B A D C | 8~11 B A C D |

（三） C 型题

| 1~2 C A | 3~4 C A | 5~6 A B |
| 7~10 A B B A | | |

（四）K 型题

1~5　E E A A C

（五）X 型题

1~5　ACE　ABCDE　BC　CE　BCDE　　　6　AB

四、判断题

1~5　×√×√×　　　　　　6~9　×××√

五、简答题

1. 答：抗原有两个重要性能，即免疫原性和免疫反应性。免疫原性指抗原特异性激活免疫细胞，使之增殖分化产生免疫应答产物的性能。免疫反应性指抗原与相应的免疫应答产物在体内外发生特异性结合的特性。

2. 答：影响抗原免疫原性的因素：①抗原的理化和结构性质：如抗原的异物性和理化性质，抗原的理化性质包括抗原的分子大小、化学组成和结构、分子构象及易接近性、物理状态等。②宿主方面的因素：包括遗传因素、年龄、性别与健康状态等。③抗原进入机体的方式、剂量及应答效果。

3. 答：根据抗原与机体的亲缘关系分为异种抗原、同种异型抗原、自身抗原、独特型抗原、异嗜性抗原。

4. 答：

	T 细胞表位	B 细胞表位
表位受体	TCR	BCR
MHC 分子	必需	不需
表位性质	主要是线性短肽	天然多肽、多糖、脂多糖
表位大小	$8 \sim 10$ 个氨基酸（$CD8^+$T 细胞） $13 \sim 18$ 个氨基酸（$CD4^+$T 细胞）	$5 \sim 7$ 个氨基酸 $5 \sim 7$ 个单糖、核苷酸
表位类型	顺序表位	构象表位、顺序表位
表位位置	抗原分子任意部位	抗原分子表面

5. 答：

	超抗原	普通抗原
化学性质	细菌外毒素、反转录病毒蛋白等	普通蛋白质、多糖等
MHC 限制性	无	有
应答特点	直接激活大量 T 细胞	APC 处理后激活特异性 T 细胞
反应细胞	$CD4^+$T 细胞	T、B 细胞
T 细胞库反应频率	$1/20 \sim 1/50$	$1/10^6 \sim 1/10^4$

6. 答：佐剂的作用机制：①改变抗原物理性状，延缓抗原降解，延长抗原在体内潴留时间。②刺激抗原提呈细胞，增强其对抗原的加工和提呈。③刺激淋巴细胞增殖和分化，增强和扩大免疫应答。

佐剂的生物学作用：①增强抗原的免疫原性，使无或仅具有微弱免疫原性的物质变为有效免疫原。②增强机体对抗原刺激的反应性，提高初次应答和再次应答产生抗体的滴度。③改变抗体类型，由产生 IgM 转变为产生 IgG。④引起或增强迟发型超敏反应。

六、综合分析题

答：

1. 共同抗原。判断依据：不同抗原具有相同或相似的表位，这些抗原可互称为共同抗原。

2. 乙型溶血性链球菌表面和人肾小球基底膜都有 M 蛋白，故链球菌感染机体后产生的抗体，与含有共同抗原的人肾小球基底膜发生交叉反应，破坏肾小球基底膜，导致急性肾小球肾炎的发生。

第三章　免疫分子 ▷▷▷▷

习　题

一、名词解释

1. 免疫球蛋白（immunoglobulin）

2. 抗体（antibody）

3. 可变区（variable region）

4. 恒定区（constant region）

5. 铰链区（hinge region）

6. 调理作用（opsonization）

7. ADCC（antibody dependent cell-mediated cytotoxicity）

8. 补体（complement，C）

9. 细胞因子（cytokine，CK）

10. 白细胞介素（interleukin，IL）

11. 干扰素（interferon，IFN）

12. 肿瘤坏死因子（tumor necrosis factor，TNF）

13. 集落刺激因子（colony stimulating factor，CSF）

14. 生长因子（growth factor，GF）

15. 趋化因子（chemokine）

16. 黏附分子（adhesion molecules，AM）

二、填空题

1. 免疫球蛋白单体是由两条相同的_____和两条相同的_____组成，各肽链间由_____进行连接。

2. 免疫球蛋白根据重链的不同分为五类，分别是_____、_____、_____、_____和_____。

3. 补体的激活途径有三条，分别是_____、_____和_____；其中以抗原抗体复合物为主要激活物的是_____。

4. 补体系统是由_____、_____和_____组成。

5. HLA 复合体的遗传特点有_____、_____和_____。

6. 细胞因子包括_____、_____、_____、_____、_____和_____等。

三、选择题

（一）A 型题

1. Ig 分为五类是依据（　　）不同
   A. C 区　　　　　　　　　B. V 区　　　　　　　　C. H 链
   D. L 链　　　　　　　　　E. 铰链区

2. Ig 结合抗原的结构域是（　　）
   A. VH+CH　　　　　　　　B. VH+VL　　　　　　　C. CH2
   D. Fc　　　　　　　　　　E. CH2+CH3

3. IgG 结合补体的结构域是（　　）
   A. VH+CH　　　　　　　　B. VH+VL　　　　　　　C. CH2
   D. Fc　　　　　　　　　　E. CH2+CH3

4. Ig 可变区的功能是（　　）
   A. 结合抗原　　　　　　　B. 激活补体
   C. 介导 I 型超敏反应　　　D. 介导 ADCC
   E. 参与调理作用

5. Ig 分子与抗原结合后可发生"T"向"Y"的构型改变，其结构基础是（　　）
   A. J 链　　　　　　　　　B. 分泌片　　　　　　　C. 高变区
   D. 铰链区　　　　　　　　E. Fc 段

6. Ig 介导 ADCC 的区域是（　　）
   A. VH+CH　　　　　　　　B. VH+VL　　　　　　　C. CH2
   D. Fc　　　　　　　　　　E. CH2+CH3

7. Ig 介导调理作用的区域是（　　）
   A. VH+CH　　　　　　　　B. VH+VL　　　　　　　C. CH2
   D. Fc　　　　　　　　　　E. CH2+CH3

8. 人血清中分子量最小的抗体是（　　）
   A. IgM　　　　　　　　　 B. SIgA　　　　　　　　C. IgD
   D. IgE　　　　　　　　　 E. IgG

9. 人血清中分子量最大的 Ig 是（　　）
   A. IgG　　　　　　　　　 B. IgM　　　　　　　　 C. SIgA
   D. IgD　　　　　　　　　 E. IgE

10. 唯一能够通过胎盘屏障的抗体是（　　）
    A. IgM　　　　　　　　　B. IgE　　　　　　　　　C. SIgA

D. IgD   E. IgG

11. 新生儿从母乳中获得的 Ig 是（   ）

    A. IgM   B. IgE   C. SIgA

    D. IgD   E. IgG

12. 血清中含量最高的 Ig 是（   ）。

    A. IgM   B. IgE   C. IgA

    D. IgD   E. IgG

13. 个体发育过程中最早合成的抗体是（   ）

    A. IgM   B. IgE   C. IgA

    D. IgD   E. IgG

14. 半衰期最长的 Ig 是（   ）

    A. IgG   B. IgM   C. SIgA

    D. IgD   E. IgE

15. 执行黏膜局部免疫功能的抗体主要是（   ）

    A. IgM   B. SIgA   C. IgD

    D. IgE   E. IgG

16. 具有 J 链结构的 Ig 是（   ）

    A. SIgA 和 IgG   B. IgM 和 SIgA   C. IgG 和 IgD

    D. IgE 和 SIgA   E. IgM 和 IgG

17. 下列哪种免疫分子的作用具有特异性（   ）

    A. IL-1   B. IL-2   C. Ab

    D. IFN   E. TNF

18. 木瓜蛋白酶水解 Ig 的部位是（   ）

    A. VH 和 VL   B. CH2   C. 铰链区附近 N 端

    D. CH2 和 CH3   E. CL 和 CH1

19. 胃蛋白酶水解 Ig 的部位是（   ）

    A. VH 和 VL   B. CH2   C. 铰链区

    D. CH2 和 CH3   E. CL 和 CH1

20. 关于抗体，下列描述错误的是（   ）

    A. 抗体与抗原的特异性结合只能发生在体内

    B. 抗体分布于体液中

    C. 抗体是能与相应抗原特异性结合的球蛋白

    D. 抗体都是免疫球蛋白

    E. 抗体是指具有免疫功能的球蛋白

21. 免疫球蛋白不具有的作用是（   ）

    A. 中和外毒素   B. 激活补体   C. 调理作用

    D. 介导 ADCC   E. 参与Ⅳ型超敏反应

22. 抗体的生物学功能不包括（　　）

    A. 抗原提呈　　　　　　　　　B. 中和作用　　　　　　C. 调理作用

    D. ADCC　　　　　　　　　　　E. 激活补体

23. SIgA 的 J 链由下述哪种细胞合成（　　）

    A. 巨噬细胞　　　　　　　　　B. 浆细胞　　　　　　　C. 肥大细胞

    D. 血管内皮细胞　　　　　　　E. 黏膜上皮细胞

24. SIgA 的分泌片由下述哪种细胞合成（　　）

    A. 巨噬细胞　　　　　　　　　B. 浆细胞　　　　　　　C. 肥大细胞

    D. 血管内皮细胞　　　　　　　E. 黏膜上皮细胞

25. 正常人血清中含量最高的补体成分是（　　）

    A. C1　　　　　　　　　　　　B. C4　　　　　　　　　C. C3

    D. C5　　　　　　　　　　　　E. C2

26. 补体经典活化途径的激活物是（　　）

    A. 抗原　　　　　　　　　　　B. 抗体　　　　　　　　C. 细胞因子

    D. 抗原抗体复合物　　　　　　E. MBL

27. 经典活化途径激活的第一个补体成分是（　　）

    A. MBL　　　　　　　　　　　B. MAC　　　　　　　　C. MASP

    D. C1q　　　　　　　　　　　E. C3

28. 补体经典激活途径的 C3 转化酶是（　　）

    A. C4b2a　　　　　　　　　　B. C4b2a3b　　　　　　C. C3bBb

    D. C5b67　　　　　　　　　　E. C3bBb3b

29. 下列哪种成分是 C3 转化酶（　　）

    A. C234　　　　　　　　　　　B. C567　　　　　　　　C. C4b2a3b

    D. C3bBb　　　　　　　　　　E. C3bBb3b

30. 补体经典激活途径的 C5 转化酶是（　　）

    A. C4b2a　　　　　　　　　　B. C4b2a3b　　　　　　C. C3bBb

    D. C5b67　　　　　　　　　　E. C3bBb3b

31. 不参与 C5 转化酶形成的补体成分是（　　）

    A. C4　　　　　　　　　　　　B. C5　　　　　　　　　C. C3

    D. C2　　　　　　　　　　　　E. B 因子

32. 补体 MBL 途径的 C5 转化酶是（　　）

    A. C4b2a　　　　　　　　　　B. C4b2a3b　　　　　　C. C3bBb

    D. C5b67　　　　　　　　　　E. C3bBb3b

33. 参与补体系统三条激活途径的成分是（　　）

    A. C2　　　　　　　　　　　　B. C1　　　　　　　　　C. B 因子

    D. C3　　　　　　　　　　　　E. C4

34. 三条补体激活途径的共同特点是（　　）

　　A. 参与补体成分相同　　　　　B. C3 转化酶的成分相同

　　C. C5 转化酶的成分相同　　　D. 激活物相同

　　E. 膜攻击复合体的形成及其溶解细胞的作用相同

35. MAC 是（　　　）

　　A. 抗原抗体复合物　　　　　B. C1q　　　　　　　C. C4b2a

　　D. C5b6789　　　　　　　　E. C3bBb

36. 参与 MAC 形成的补体成分有（　　　）

　　A. C1～C9　　　　　　　　B. C3～C9　　　　　　C. C5～C9

　　D. C3，C5～C9　　　　　　E. C3～C5

37. 补体的生物学功能是（　　　）

　　A. 透过胎盘　　　　　　　B. 中和作用　　　　　C. 调理作用

　　D. 抗原提呈　　　　　　　E. 以上都是

38. 补体的生物学功能不包括（　　　）

　　A. 与抗原特异性结合　　　B. 溶菌溶细胞作用　　C. 调理作用

　　D. 炎症介质　　　　　　　E. 清除免疫复合物

39. 抗体和补体成分都具有的生物学作用是（　　　）

　　A. 抗原提呈　　　　　　　B. 与抗原特异性结合　C. 调理作用

　　D. ADCC　　　　　　　　E. 形成 MAC

40. 与 CD8 分子结合的配体是（　　　）

　　A. MHC-Ⅰ类分子　　　　B. MHC-Ⅱ类分子　　C. MHC-Ⅲ类分子

　　D. MHC-Ⅳ类分子　　　　E. MHC-Ⅴ类分子

41. 与 CD4 分子结合的配体是（　　　）

　　A. MHC-Ⅰ类分子　　　　B. MHC-Ⅱ类分子　　C. MHC-Ⅲ类分子

　　D. MHC-Ⅳ类分子　　　　E. MHC-Ⅴ类分子

42. IgE 介导的是（　　　）超敏反应

　　A. Ⅰ型　　　　　　　　　B. Ⅱ型　　　　　　　C. Ⅲ型

　　D. Ⅳ型　　　　　　　　　E. Ⅴ型

43. 器官移植中的最佳供者是（　　　）

　　A. 受者父母　　　　　　　B. 受者同胞兄弟姐妹　C. 受者妻子

　　D. 受者子女　　　　　　　E. 受者单卵孪生同胞兄弟姐妹

44. 下列哪一种细胞不表达 HLA-Ⅰ类分子（　　　）

　　A. 静息 T 淋巴细胞　　　　B. 成熟红细胞　　　　C. B 淋巴细胞

　　D. 上皮细胞　　　　　　　E. 中性粒细胞

45. 下列哪些细胞间作用受 MHC Ⅱ类分子限制（　　　）

　　A. APC 与 Th 细胞　　　　B. Th 细胞与 Treg 细胞

　　C. 巨噬细胞与靶细胞　　　D. Tc 细胞与靶细胞

　　E. Th 细胞与靶细胞

46. MHC-Ⅰ类分子主要提呈（　　　）

    A. TD-Ag   B. TI-Ag   C. 外源性抗原

    D. 内源性抗原   E. SAg

47. MHC-Ⅱ类分子主要提呈（　　　）

    A. TD-Ag   B. TI-Ag   C. 外源性抗原

    D. 内源性抗原   E. SAg

48. MHC-Ⅰ类分子主要分布于（　　　）的细胞膜上

    A. 红细胞   B. 生殖细胞   C. 白细胞

    D. 有核细胞   E. 以上都对

49. MHC-Ⅱ类分子主要分布于（　　　）的细胞膜上

    A. 红细胞   B. 生殖细胞   C. 白细胞

    D. 有核细胞   E. 专职 APC

50. MHC-Ⅰ类分子与 CD8 分子结合的结构域是（　　　）

    A. $\alpha1$ B. $\alpha2$ C. $\alpha3$

    D. $\beta1$ E. $\beta2$

51. MHC-Ⅱ类分子与 CD4 分子结合的结构域是（　　　）

    A. $\alpha1$ B. $\alpha2$ C. $\alpha3$

    D. $\beta1$ E. $\beta2$

52. MHC-Ⅰ类分子没有的结构域是（　　　）

    A. $\alpha1$ B. $\alpha2$ C. $\alpha3$

    D. β 微球蛋白   E. $\beta2$

53. MHC-Ⅱ类分子没有的结构域是（　　　）

    A. $\alpha1$ B. $\alpha2$ C. $\alpha3$

    D. $\beta1$ E. $\beta2$

54. 细胞因子不包括（　　　）

    A. GF   B. MAC   C. IL-2

    D. CSF   E. IFN

55. 细胞因子不具备的特性是（　　　）

    A. 多效性   B. 拮抗性   C. 重叠性

    D. 特异性   E. 协同性

56. 关于细胞因子作用特点叙述错误的是（　　　）

    A. 以特异性方式发挥作用

    B. 合成和分泌是一种自我调控的过程

    C. 主要参与炎症反应和免疫反应

    D. 多为小分子多肽

    E. 生物学效应强

57. 可以干扰病毒在机体细胞内增殖和复制的细胞因子是（　　　）

  A. 白细胞介素　　　　　B. 集落刺激因子　　　　C. 干扰素

  D. 肿瘤坏死因子　　　　E. 单核因子

58. 能使肿瘤组织坏死、杀死肿瘤细胞的细胞因子称为（　　）

  A. IL　　　　　　　　B. CSF　　　　　　　C. IFN

  D. TNF　　　　　　　E. GF

59. 最早被发现的细胞因子称为（　　）

  A. IL　　　　　　　　B. CSF　　　　　　　C. IFN

  D. TNF　　　　　　　E. GF

60. 干扰素是（　　）

  A. IL　　　　　　　　B. CSF　　　　　　　C. TNF

  D. IFN　　　　　　　E. TGF

61. 白细胞介素是（　　）

  A. IL　　　　　　　　B. CSF　　　　　　　C. TNF

  D. IFN　　　　　　　E. TGF

62. 肿瘤坏死因子是（　　）

  A. IL　　　　　　　　B. CSF　　　　　　　C. TNF

  D. IFN　　　　　　　E. TGF

63. 集落刺激因子是（　　）

  A. IL　　　　　　　　B. CSF　　　　　　　C. TNF

  D. IFN　　　　　　　E. TGF

（二）B 型题

  A. IgM　　　　　　　B. SIgA　　　　　　C. IgD

  D. IgE　　　　　　　E. IgG

1. 唯一可以通过胎盘的免疫球蛋白是（　　）

2. 感染早期产生的抗体主要是（　　）

3. 通过 J 链将两个单体连接在一起的二聚体是（　　）

4. 人血清中分子量最小的抗体是（　　）

5. 引起 I 型超敏反应的是（　　）

  A. IFN　　　　　　　B. TNF　　　　　　C. HLA

  D. IL　　　　　　　　E. Ab

6. 人类白细胞抗原是（　　）

7. 可干扰病毒在机体细胞内增殖和复制的是（　　）

8. 能使肿瘤组织坏死，杀伤肿瘤细胞的是（　　）

9. 参与抗原提呈的分子是（　　）

10. 能与抗原特异性结合的分子是（　　）

（三）C 型题

　　A. IgG　　　　　　　　　　　　B. IgM

　　C. 两者都是　　　　　　　　　 D. 两者都不是

1. 人血清中含量最多的抗体是（　　　）

2. 人血清中分子量最大的抗体是（　　　）

　　A. IgG　　　　　　　　　　　　B. SIgA

　　C. 两者都是　　　　　　　　　 D. 两者都不是

3. 感染后期产生的抗体主要是（　　　）

4. 执行黏膜局部免疫的抗体主要是（　　　）

　　A. V 区　　　　　　　　　　　　B. C 区

　　C. 两者都是　　　　　　　　　 D. 两者都不是

5. 抗原与抗体特异性结合的区域是（　　　）

6. IgG 结合补体的区域是（　　　）

　　A. J 链　　　　　　　　　　　　B. 分泌片

　　C. 两者都是　　　　　　　　　 D. 两者都不是

7. 连接 SIgA 二聚体的结构是（　　　）

8. 保护 SIgA 的铰链区不被蛋白酶水解的结构是（　　　）

　　A. pFc'　　　　　　　　　　　　B. 2Fab

　　C. 两者都是　　　　　　　　　 D. 两者都不是

9. 胃蛋白酶水解免疫球蛋白的产物是（　　　）

10. 木瓜蛋白酶水解免疫球蛋白的产物是（　　　）

（四）K 型题

　　A. ①+②+③　　　　　　　B. ①+③　　　　　　　C. ②+④

　　D. ④　　　　　　　　　　 E. ①+②+③+④

1. 经典途径中 C3 转化酶的组成是（　　　）

　　①C4b　　　　　　　　　　②C3b

　　③C2a　　　　　　　　　　④C3a

2. 经典途径中 C5 转化酶的组成是（　　　）

　　①C4b　　　　　　　　　　②C3b

　　③C2a　　　　　　　　　　④C3a

3. HLA-Ⅰ类分子的肽结合区位于（　　　）

①α1　　　　　　　　　　　②β1
③α2　　　　　　　　　　　④β2

4. HLA-Ⅱ类分子的肽结合区位于（　　　）
①α1　　　　　　　　　　　②α2
③β1　　　　　　　　　　　④β2

（五）X 型题

1. 膜型免疫分子包括（　　　）
A. BCR　　　　　　　B. TCR　　　　　　C. CD 分子
D. MHC　　　　　　　E. CAM

2. 分泌型免疫分子包括（　　　）
A. MHC　　　　　　　B. CD 分子　　　　C. CK
D. 补体　　　　　　　E. Ab

3. 分泌型免疫分子包括（　　　）
A. BCR　　　　　　　B. TCR　　　　　　C. CK
D. MHC　　　　　　　E. Ab

4. Ig 铰链区的生物学意义包括（　　　）
A. 其变构与激活补体作用有关　　B. 介导调理作用
C. 介导 ADCC 作用　　　　　　　D. 为多种蛋白酶水解区域
E. 有利于 V 区与抗原表位结合

5. IgV 区的生物学功能不包括（　　　）
A. 结合 C1q 的部位　　　B. 介导调理作用　　　C. 介导 ADCC 作用
D. 为多种蛋白酶水解区域　　E. 与抗原表位结合

6. IgC 区的生物学功能包括（　　　）
A. 结合补体的部位　　　B. 介导调理作用　　　C. 介导 ADCC 作用
D. 结合 FcR 的部位　　　E. 与抗原表位结合

7. Ig Fc 的生物学功能包括（　　　）
A. 结合补体的部位　　　B. 介导调理作用　　　C. 介导 ADCC 作用
D. 结合 FcR 的部位　　　E. 与抗原表位结合

8. 含有 J 链的 Ig 包括（　　　）
A. IgG　　　　　　　B. IgM　　　　　　C. SIgA
D. IgD　　　　　　　E. IgE

9. 多聚体 Ig 包括（　　　）
A. IgG　　　　　　　B. IgM　　　　　　C. SIgA
D. IgD　　　　　　　E. IgE

10. 单体 Ig 包括（　　　）
A. IgG　　　　　　　B. IgM　　　　　　C. SIgA

D. IgD   E. IgE

11. 免疫球蛋白的生物学作用包括 (   )

    A. 与 Ag 特异性结合   B. 激活补体   C. 结合细胞 Fc 受体

    D. ADCC   E. 调理作用

12. 补体的生物学作用包括 (   )

    A. 炎症介质作用   B. 调理作用   C. 清除免疫复合物

    D. 溶细胞、溶菌作用   E. 免疫调节作用

13. MHC 是 (   )

    A. 主要组织相容性复合体的英文字头缩写

    B. 位于特定染色体上

    C. 包含多个基因座位

    D. 人的 MHC 又称 HLA

    E. 小鼠的 MHC 又称 H-2

14. MHC 的生物学作用包括 (   )

    A. 抗原提呈   B. 诱导 T 细胞分化成熟

    C. 诱导 B 细胞分化成熟   D. 调控 NK 细胞

    E. 约束免疫细胞间相互作用

15. 细胞因子的作用特点包括 (   )

    A. 高效性   B. 重叠性   C. 拮抗性

    D. 协同性   E. 多效性

16. 以下属于细胞因子的是 (   )

    A. IL   B. IFN   C. Ag

    D. CSF   E. GF

17. 细胞因子的效应方式包括 (   )

    A. 内分泌   B. 外分泌   C. 自分泌

    D. 旁分泌   E. 远分泌

18. 胎儿或新生儿通过自然被动免疫获得的 Ig 包括 (   )

    A. IgG   B. IgM   C. SIgA

    D. IgD   E. IgE

四、判断题

1. 正常情况下，补体多以酶原形式存在，激活后才可发挥生物学作用。(   )
2. 补体激活的三条途径中，在感染早期发挥作用的是经典途径。(   )
3. 补体性质稳定，在 56℃ 加热 30min，活性仍不改变。(   )
4. 由抗原抗体复合物激活的补体途径是 MBL 途径。(   )
5. 人类的 MHC 编码分子即为 HLA。(   )
6. MHC-Ⅱ类分子存在于所有有核细胞的表面。(   )

7. IgG 是人血清中含量最少的抗体。（　　）

8. 多数细胞因子以内分泌方式作用于远处的靶细胞。（　　）

五、简答题

1. 简述 Ig 的生物学功能。

2. 简述补体的生物学作用。

3. 论述内源性抗原的 MHC-Ⅰ类分子提呈过程。

4. 论述外源性抗原的 MHC-Ⅱ类分子提呈过程。

5. 从"补体系统"这个角度论述固有免疫和适应性免疫是密不可分、相互联系的。

六、综合分析题

患者王某，女，18 岁。主诉：咳嗽、胸痛伴高热 14 天。现病史：自幼常患感冒、肺炎、支气管炎等呼吸道感染疾病，两周前出现咳嗽、胸痛伴高热，且呈进行性加重。实验室检查：IgG 370μg/mL，IgM 230μg/mL，IgA 210μg/mL，B 细胞 3.4%。治疗：抗生素治疗效果不明显，改用丙种球蛋白定期治疗，疗效良好。（提示：正常人体 IgG 10～1400μg/mL，IgM 1000μg/mL，IgA 1500～2600μg/mL，B 细胞 5%～21%）

1. 患者最可能的诊断是什么？

2. 该诊断的主要特征是什么？

参考答案

一、名词解释

1. 免疫球蛋白是具有抗体活性或化学结构与抗体相似的球蛋白。

2. B 细胞受抗原刺激后增殖分化为浆细胞所产生的球蛋白，主要分布于血清等体液中，通过与相应抗原特异性结合，介导体液免疫效应。

3. 在 Ig 的 H 链和 L 链近 N 端约 110 个氨基酸残基的区域内，其氨基酸序列变化较大，称可变区（V 区）。

4. Ig 近 C 端 L 链的 1/2 及 H 链的 3/4 或 4/5 区域内，氨基酸序列相对稳定，称恒定区（C 区）。

5. Ig 的 CH1 与 CH2 功能区之间的区域富含脯氨酸，具有良好的延展性，称为铰链区。

6. 抗体通过 Fab 段与细菌等颗粒性抗原结合后，可通过其 Fc 段与吞噬细胞表面 FcR 结合，从而促进吞噬细胞对抗原的吞噬能力，这种生物学效应称为调理作用。

7. 抗体依赖的细胞介导的细胞毒作用，抗体通过 Fab 段与带有相应抗原的靶细胞特异结合后，通过其 Fc 段与具有 FcR 的细胞毒性细胞（如 NK 细胞）结合，激活这些细胞毒性细胞，杀伤带有抗原的靶细胞。

8. 补体是存在于人和脊椎动物血清、组织液和细胞膜表面的一组具有酶活性的蛋白质，介导免疫应答和炎症反应。

9. 细胞因子是免疫细胞和其他细胞经刺激后合成分泌的低分子量可溶性蛋白质，通过与细胞表面受体结合，启动细胞内信号转导，在免疫细胞分化成熟、免疫应答、炎症反应、促进造血及创伤组织修复、肿瘤消长等方面发挥重要作用。

10. 最早由白细胞分泌并介导白细胞间相互作用的细胞因子称为白细胞介素。

11. 干扰素是最早发现的一类细胞因子，因其可以干扰病毒在机体细胞内增殖和复制而得名。

12. 肿瘤坏死因子是能使肿瘤组织坏死、杀伤肿瘤细胞的一类细胞因子。

13. 集落刺激因子是指在体内外均可刺激骨髓多能造血干细胞和不同造血祖细胞增殖、分化的细胞因子。

14. 生长因子泛指能促进相应细胞生长、分化的一类细胞因子，包括血管内皮细胞生长因子、表皮生长因子、成纤维细胞生长因子等。

15. 趋化因子又称趋化性细胞因子，可促使血液中白细胞向炎症部位募集。

16. 黏附分子是介导细胞间或细胞与细胞外基质间相互接触、结合和信号转导的膜分子的统称，是跨膜糖蛋白或糖脂，通常以受体和配体结合的形式发挥作用。

二、填空题

1. 重链，轻链，二硫键
2. IgM，IgG，IgA，IgD，IgE
3. 经典途径，MBL 途径，旁路途径，经典途径
4. 补体固有成分，补体调节蛋白，补体受体
5. 高度多态性，单体型遗传，连锁不平衡
6. 白细胞介素，干扰素，肿瘤坏死因子，趋化因子，集落刺激因子，生长因子

三、选择题

（一） A 型题

1~5 C B C A D	6~10 D D E B E	11~15 C E A A B
16~20 B C C C A	21~25 E A B E C	26~30 D D A D B
31~35 B B D E D	36~40 C C A C A	41~45 B A E B A
46~50 D C D E C	51~55 E E C B D	56~60 A C D C D
61~63 A C B		

（二） B 型题

| 1~5 E A B E D | 6~10 C A B C E |

（三） C 型题

1~2　A B　　　　　　　3~4　A B　　　　　　5~6　A B

7~8　A B　　　　　　　9~10　A B

（四） K 型题

1~4　B A B B

（五） X 型题

1~5　ABCDE　CDE　CE　ADE　ABCD

6~10　ABCD　ABCD　BC　BC　ADE

11~15　ABCDE　ABCD　ABCDE　ABDE　ABCDE

16~18　ABDE　ACD　AC

四、判断题

1~5　√×××√　　　　　　　　6~8　×××

五、简答题

1. 答：Ig 有膜型 Ig 和分泌型 Ig。膜型 Ig 即为 BCR，是 B 细胞的特征性膜分子，可与抗原表位结合，参与 B 细胞活化第一信号形成。分泌型 Ig 主要指抗体，功能：①中和作用。②激活补体。③调理作用。④ADCC 作用。⑤介导 I 型超敏反应。⑥跨细胞输送作用。⑦免疫调节作用。

2. 答：①溶细胞、溶菌作用。②调理作用。③炎症介质作用。④清除免疫复合物。

3. 答：内源性抗原经蛋白酶体处理后由 MHC-I 类分子提呈给 $CD8^+T$ 细胞。

4. 答：外源性抗原经溶酶体处理后由 MHC-II 类分子提呈给 $CD4^+T$ 细胞。

5. 答：在固有免疫阶段，补体通过旁路途经或 MBL 途径激活补体，这两条途径不需要抗体参与，主要在感染早期阶段发挥作用。在适应性免疫阶段，补体通过经典途径发挥溶菌溶细胞作用，补体的活性片段则通过介导炎症反应、调理吞噬等作用参与和调控固有免疫应答。

六、综合分析题

答：

1. 诊断：原发性 B 细胞免疫缺陷病。

2. 该诊断的主要特征：外周血中各类免疫球蛋白及 B 细胞明显降低。

第四章　免疫细胞 ▷▷▷▷

习　题

一、名词解释

1. 单核/巨噬细胞系统（mononuclear phagocytes system，MPS）
2. 自然杀伤细胞（nature killer cell，NK cell）
3. γδT 细胞
4. 抗原提呈细胞（antigen presenting cell，APC）
5. TCR-CD3 复合物
6. 阳性选择（positive selection）
7. 阴性选择（negative selection）
8. 细胞毒性 T 细胞（cytotoxic T lymphcyte，CTL）
9. 调节性 T 细胞（regulatory T cell，Treg）
10. BCR-CD79a/b 复合物

二、填空题

1. 巨噬细胞的功能包括_____、_____、_____和_____。
2. NK 细胞可通过不依赖抗体的_____作用和依赖抗体的_____作用而发挥细胞毒作用。
3. 专职 APC 包括_____、_____和_____。
4. APC 处理外源性抗原为抗原肽的场所是_____，处理内源性抗原为抗原肽的场所是_____，脂类抗原主要通过 APC 表面的_____分子进行提呈。
5. T 细胞的分化发育的核心事件是_____、_____和_____。
6. B 细胞共受体是_____、_____、_____、_____。

三、选择题

（一）　A 型题

1. 具有特异性的抗原识别受体的细胞是（　　　）

A. APC
B. 嗜碱性粒细胞
C. NK 细胞

D. DC 细胞
E. T 细胞与 B 细胞

2. 以下细胞分化自髓系干细胞的是（   ）

A. 造血干细胞
B. T 淋巴细胞
C. B 淋巴细胞

D. NK 细胞
E. 单核/巨噬细胞

3. APC 表面与 CD4 分子结合的配体是（   ）分子

A. MHC Ⅰ 类
B. MHC Ⅱ 类
C. MHC Ⅲ 类

D. MHC Ⅳ 类
E. MHC Ⅴ 类

4. HIV 感染 T 细胞的受体是（   ）

A. CD3
B. CD4
C. CD8

D. CD28
E. CD40

5. 下列淋巴细胞中，不属于固有免疫细胞的是（   ）

A. γδT 细胞
B. αβT 细胞
C. NKT 细胞

D. NK 细胞
E. B1 细胞

6. 目前所知的抗原提呈功能最强的 APC 是（   ）

A. B 细胞
B. 嗜碱性粒细胞
C. NK 细胞

D. DC
E. 巨噬细胞

7. 能够发挥 ADCC 效应的淋巴细胞是（   ）

A. DC
B. CTL
C. 肥大细胞

D. NK 细胞
E. B1 细胞

8. 固有免疫细胞表面识别病原体的结构是（   ）

A. C3bR
B. TCR
C. BCR

D. PRR
E. FCR

9. 外源性抗原在 APC 表面主要通过以下哪种分子进行抗原提呈（   ）

A. MHC Ⅰ 类分子
B. MHC Ⅱ 类分子
C. BCR

D. TCR
E. 以上都不是

10. APC 内裂解外源性抗原的细胞器是（   ）

A. 线粒体
B. 吞噬体
C. 高尔基体

D. 溶酶体
E. 蛋白酶体

11. 经蛋白酶体处理的抗原肽经 MHC Ⅰ 类分子提呈给（   ）细胞

A. CD3$^+$T
B. CD4$^+$T
C. CD8$^+$T

D. CD4$^+$T 和 CD8$^+$T
E. CD4$^+$T 或 CD8$^+$T

12. 单阳性胸腺细胞是指（   ）

A. CD3$^+$T 细胞
B. CD4$^+$T 细胞或 CD8$^+$T 细胞

C. CD2$^+$T 细胞
D. CD4$^+$T 细胞

E. CD8$^+$T 细胞

13. T 细胞分化发育过程中，与自身免疫耐受形成有关的阶段是（   ）

A. 获得多样性 TCR 表达　　　　B. 获得 CD4 表达　　　　C. 获得 CD8 表达

D. 阳性选择　　　　E. 阴性选择

14. 通过细胞毒作用特异性杀伤靶细胞的是（　　）

A. CTL　　　　B. B1　　　　C. NK

D. DC　　　　E. Th

15. 能释放组胺介导炎症反应的细胞是（　　）

A. B 细胞　　　　B. 肥大细胞　　　　C. NK 细胞

D. DC 细胞　　　　E. 巨噬细胞

16. 能激活初始 T 细胞的 APC 是（　　）

A. Mφ　　　　B. B1　　　　C. NK

D. DC　　　　E. CTL

17. 脂类抗原提呈主要通过（　　）

A. MHC Ⅰ 类分子途径　　　　B. MHC Ⅱ 类分子途径　　　　C. 交叉提呈

D. CD1 分子途径　　　　E. 以上都是

18. 抗原特异性 T 细胞是指（　　）

A. αβT 细胞　　　　B. γδT 细胞　　　　C. NKT 细胞

D. A+B　　　　E. A+B+C

19. 与 APC 的 B7 结合形成 T 细胞活化第二信号的 T 细胞共刺激分子是（　　）

A. CD2　　　　B. CD28　　　　C. CD152

D. CD154　　　　E. CD278

20. 与 BCR 形成复合物传递特异性识别信号至胞内的膜分子是（　　）

A. CD3　　　　B. CD79a/b　　　　C. CD40

D. CD80　　　　E. CD86

21. 直接分泌抗体的细胞是（　　）

A. B1 细胞　　　　B. B2 细胞　　　　C. 浆细胞

D. 巨噬细胞　　　　E. 以上都是

22. B 细胞亚群区分是依据是否表达（　　）分子

A. CD3　　　　B. CD4　　　　C. CD5

D. CD8　　　　E. CD40

（二）B 型题

A. 巨噬细胞　　　　B. 树突状细胞

C. CTL　　　　D. B2 细胞

1. 能发挥特异性杀伤靶细胞作用的是（　　）

2. 能分化为浆细胞产生抗体的是（　　）

3. 迄今为止发现的抗原提呈功能最强的是（　　）

A. 调理作用
B. 抗原提呈作用

C. ADCC
D. 自然杀伤作用

4. 抗体介导吞噬细胞增强其吞噬效应是（　　）

5. NK 不依赖抗体发挥非特异性杀伤靶细胞效应是（　　）

6. DC 摄取加工处理抗原，将抗原肽提呈给 T 细胞的过程是（　　）

A. 线粒体
B. 内体

C. 溶酶体
D. 蛋白酶体

7. 在 MHC Ⅱ 类分子提呈途径中处理抗原肽的细胞器是（　　）

8. 外源性抗原被 APC 吞噬后形成的结构是（　　）

9. APC 内处理内源性抗原的细胞器是（　　）

A. 获得多样性 TCR 表达
B. 同时获得 CD4 和 CD8 表达

C. 阳性选择
D. 阴性选择

10. T 细胞具有识别不同抗原能力的关键发育阶段是（　　）

11. T 细胞发育过程中 MHC 限制性获得阶段是（　　）

12. T 细胞发育过程中剔除识别自身抗原 T 细胞的阶段是（　　）

A. CD3
B. TCR

C. CD4
D. CD8

13. T 细胞识别抗原的膜分子是（　　）

14. 能与 MHC Ⅱ 的 β2 结构域结合的 T 细胞膜分子是（　　）

15. 将 T 细胞特异性信号传递到胞内的膜分子是（　　）

A. Th1
B. Th2

C. Th17
D. Treg

16. 分泌 IFN-γ 促进细胞免疫的是（　　）

17. 分泌 IL-17 介导炎症反应的是（　　）

18. 负调控免疫应答的是（　　）

（三）**C 型题**

A. αβT 细胞
B. γδT 细胞

C. 两者都是
D. 两者都不是

1. 有 TCR 表达（　　）

2. 主要分布于黏膜，直接识别天然抗原，无 MHC 限制性的杀伤性细胞是（　　）

3. 适应性免疫细胞（　　）

A. B1 细胞 　　　　　　　　　　B. B2 细胞

C. 两者都是 　　　　　　　　　　D. 两者都不是

4. 受抗原刺激后活化，能形成免疫记忆的是（　　　）

5. 主要定居于腹腔、胸腔及肠黏膜固有层，CD5$^+$，产生非特异性抗体的是（　　　　）

A. Th1 　　　　　　　　　　B. Th2

C. 两者都是 　　　　　　　　　　D. 两者都不是

6. 属于 CD4$^+$T 细胞的是（　　　）

7. 分泌 IL-4 等辅助体液免疫的是（　　　）

8. 通过细胞毒作用特异性杀伤靶细胞的是（　　　）

A. MHC Ⅰ类分子 　　　　　　　　B. MHC Ⅱ类分子

C. 两者都是 　　　　　　　　　　D. 两者都不是

9. 脂类抗原提呈是通过（　　　）

10. 树突状细胞表达（　　　）

（四）　K 型题

A. ①+②+③ 　　　　　　B. ①+③ 　　　　　　　　C. ②+④

D. ④ 　　　　　　E. ①+②+③+④

1. 能识别 PAMP 的是（　　　）

①Mφ 　　　　　　　　　　②NK 细胞

③DC 　　　　　　　　　　④NKT

2. 抗原交叉提呈途径涉及的分子有（　　　）

①MHC-Ⅰ 　　　　　　　　　　②CD1

③MHC-Ⅱ 　　　　　　　　　　④CD3

3. CD8$^+$T 细胞是（　　　）

①Th1 　　　　　　　　　　②Th2

③Th17 　　　　　　　　　　④Tc

4. NK 的生物学作用包括（　　　）

①吞噬作用 　　　　　　　　　　②自然杀伤

③抗原提呈 　　　　　　　　　　④ADCC

5. T 细胞活化负调控分子包括（　　　）

①CD2 　　　　　　　　　　②CD4

③ CD28 　　　　　　　　　　④PD-1

（五）　X 型题

1. 属于单核/巨噬细胞系统的有（　　　）

A. 造血干细胞　　　　　　B. 破骨细胞　　　　　　C. 中性粒细胞

D. 神经小胶质细胞　　　　E. Kupffer 细胞

2. 淋巴系干细胞可分化为（　　　）

A. T 淋巴细胞　　　　　　B. B 淋巴细胞　　　　　C. NK 细胞

D. DC　　　　　　　　　　E. 肥大细胞

3. 通过颗粒酶-穿孔素途径杀伤靶细胞的免疫细胞有（　　　）

A. Th　　　　　　　　　　B. B1　　　　　　　　　C. NK

D. DC　　　　　　　　　　E. CTL

4. 专职 APC 包括（　　　）

A. Th　　　　　　　　　　B. B 细胞　　　　　　　C. NK

D. DC　　　　　　　　　　E. Mφ

5. 固有免疫细胞包括（　　　）

A. αβT 细胞　　　　　　　B. B1　　　　　　　　　C. 肥大细胞

D. NKT　　　　　　　　　　E. 内皮细胞

6. 适应性免疫细胞包括（　　　）

A. αβT 细胞　　　　　　　B. γδT 细胞　　　　　　C. B1 细胞

D. B2 细胞　　　　　　　　E. 单核细胞

7. 参与细胞免疫应答的是（　　　）

A. Th1　　　　　　　　　　B. Th2　　　　　　　　C. Th17

D. Tfh　　　　　　　　　　E. CTL

8. 属于适应性免疫效应的是（　　　）

A. 吞噬作用　　　　　　　B. 自然杀伤　　　　　　C. ADCC

D. 特异性抗体生成　　　　E. 炎症反应

9. 参与体液免疫应答的是（　　　）

A. Th1　　　　　　　　　　B. Th2　　　　　　　　C. Th17

D. B2　　　　　　　　　　E. CTL

10. 属于固有免疫效应的是（　　　）

A. 吞噬作用　　　　　　　B. 自然杀伤　　　　　　C. ADCC

D. 非特异性抗体生成　　　E. 炎症反应

四、判断题

1. 表达 MHC I 类分子的有核细胞也可以进行抗原提呈。（　　　）

2. 特异性 T 细胞是指 γδT 细胞。（　　　）

3. BCR 是膜型 Ig。（　　　）

4. 巨噬细胞能将抗原提呈给初始 T 细胞使其激活。（　　　）

5. NK 细胞属于单核/巨噬细胞系统。（　　　）

6. 中性粒细胞具有吞噬功能。（　　　）

7. 外源性抗原只能由 MHC-Ⅱ分子提呈。（　　）

8. T 细胞产生、分化和发育成熟的场所是胸腺。（　　）

9. CD4/CD8 是 TCR 识别抗原肽的辅助受体。（　　）

10. B 细胞是抗体生成细胞的前体细胞。（　　）

五、简答题

1. 简述巨噬细胞的功能。

2. 简述吞噬作用的过程。

3. 简述 NK 细胞的生物学功能和作用方式。

4. 简述外源性抗原和内源性抗原的提呈过程。

5. 简述 T 细胞分化发育过程的核心事件及其意义。

6. 简述 T 细胞亚群和功能。

7. 简述 B 细胞的分化发育过程。

8. 简述 B 细胞的功能。

六、综合分析题

患者，女，23 岁，因反复发热、咳嗽 1 个月，加重 3 日就诊。患者自述有静脉注射毒品史 3 年，近 1 年来明显消瘦，体重减轻 10kg，经常上呼吸道感染，发热，自行服药，未规范诊治。近 1 个月来持续发热、干咳，服药无好转而就诊。

检查：体温 38.5℃，脉搏 100 次/分。全身浅表淋巴结肿大，肺部可闻及干啰音。胸片显示肺门周围间质性炎症。白细胞 $3.2×10^9$/L，中性粒细胞 77%。$CD4^+$ T 淋巴细胞计数 75/mL。HIV 抗体初筛、确证实验均（+），HIV mRNA20000cps/mL。

1. 该患者最有可能的临床诊断是什么？

2. 该病的发生机制是什么？

3. 该病患者 $CD4^+$T 淋巴细胞计数减少与患者反复感染有何关系？

参考答案

一、名词解释

1. 单核/巨噬细胞系统（MPS）包括血液中的单核细胞和组织中的巨噬细胞。成熟单核细胞在血液中短暂停留，随即移行至组织器官或表皮层，并分化为组织中的巨噬细胞（Mφ），广泛分布于机体全身，包括肝中的库普弗细胞（Kupffer cell）、肺脏中的肺泡巨噬细胞、胸膜腔和腹腔中的巨噬细胞、神经组织中的小胶质细胞、骨组织中的破骨细胞等。

2. 自然杀伤细胞（NK cell）主要来源于骨髓淋巴样干细胞，是一群缺乏抗原受体的淋巴细胞，因其具有细胞毒效应，无须抗原致敏即可自发杀伤靶细胞而得名，具有抗感染、抗病毒、抗肿瘤和免疫调节作用。

3. γδT 细胞是特殊的 T 细胞群体，TCR 为 γ 和 δ 链组成，起源自骨髓多能造血干细胞，在胸腺内发育成熟，主要分布于皮肤、呼吸道、肠道及泌尿生殖道等黏膜及皮下组织。其直接识别天然抗原，不需 APC 提呈，无 MHC 限制；主要发挥非特异性杀伤功能，尤其在黏膜局部及肝脏的抗感染免疫中发挥重要作用。

4. 抗原提呈细胞（APC）是能够摄取和在细胞内加工抗原，并将抗原信息提呈给 T 淋巴细胞的一类细胞。

5. 所有成熟 T 淋巴细胞表面均表达 TCR-CD3 复合物。TCR 是 T 细胞抗原受体，识别特异性抗原，CD3 分子则将抗原信号传入胞内，引起 T 细胞活化。

6. 胸腺中发育的双阳性（DP）T 细胞继续发育，若 T 细胞 TCRαβ 链能与胸腺基质细胞表面 MHC Ⅱ类或 MHC Ⅰ类分子以适当的亲和力结合，T 细胞克隆即被选择，继续分化为 $CD4^+$ 或 $CD8^+$ 单阳性细胞；若 T 细胞 TCRαβ 链不能与胸腺基质细胞表面 MHC Ⅱ类或 MHC Ⅰ类分子结合，即发生凋亡而致克隆清除，该过程即为 T 细胞发育的阳性选择。经过阳性选择的 $CD4^+CD8^-$ 细胞和 $CD4^-CD8^+$ T 细胞分别具有识别自身 MHC Ⅱ类和 MHC Ⅰ类分子的能力，即 T 细胞获得了识别抗原的 MHC 限制性。

7. 在阳性选择后的单阳性（SP）T 细胞中，若能识别胸腺皮质与髓质交界处的 DC 和 Mφ 表面的自身抗原肽-MHC 复合物，即发生凋亡而致克隆清除，此过程即 T 细胞发育的阴性选择。T 细胞通过阴性选择获得对自身抗原的耐受性。

8. CTL 是表型为 $CD8^+$ T 细胞，主要功能是特异性识别经 MHC Ⅰ类分子提呈的抗原肽，进而通过细胞毒作用杀伤靶细胞。

9. Treg 是分子标志为 $CD4^+CD25^+Foxp3^+$ T 细胞，占正常人外周血和脾组织 $CD4^+$ T 的 5%~10%，在免疫应答中发挥负调控作用，Treg 对 Th1、Th2 和 Th17 均有抑制作用，是调控机体免疫应答程度的重要细胞，参与免疫耐受形成，并在自身免疫性疾病、感染性疾病和肿瘤等多种免疫性疾病中发挥重要作用。

10. BCR-CD79a/b 复合物是 B 细胞表面最重要的膜分子，BCR 识别抗原，CD79a/CD79b 转导活化信号。

二、填空题

1. 吞噬作用，抗原提呈，介导炎症反应，免疫调节
2. 自然杀伤，ADCC
3. 树突状细胞，单核/巨噬细胞，B 细胞
4. 溶酶体，蛋白酶体，CD1
5. 获得多样性 TCR 表达，阳性选择，阴性选择
6. CD19，CD21，CD81，CD225

三、选择题

（一）A 型题

　　1~5　E E B B B　　　　　　6~10　D D D B D　　　　11~15　C B E A B

16~20　D D A B B　　　　　　21~22　C C

（二）B 型题

1~3　C D B　　　　　4~6　A D B　　　　　7~9　C B D

10~12　A C D　　　　13~15　B C A　　　　16~18　A C D

（三）C 型题

1~3　C B A　　　　　4~5　B A　　　　　6~8　C B D

9~10　D C

（四）K 型题

1~5　E B D C D

（五）X 型题

1~5　BDE　ABCD　CE　BDE　BCD

6~10　AD　AE　CD　BD　ABDE

四、判断题

1~5　√×√××　　　　　　6~10　√××√√

五、简答题

1. 答：①吞噬作用。病原生物侵入机体后，早期即可被单核/巨噬细胞吞噬并清除，这是机体固有免疫防御机制的重要环节。②抗原提呈。单核/巨噬细胞表面表达 MHC Ⅰ类和Ⅱ类分子，是重要的专职抗原提呈细胞。抗原经单核/巨噬细胞吞噬、加工处理后，含有特异性表位的抗原肽将以抗原肽–MHC 分子复合物的形式提呈给 T 细胞，进而启动适应性免疫应答过程。③介导炎症反应。活化的巨噬细胞又可以分泌大量细胞因子和炎症介质如 IL-1、IL-6 和 TNF-α 等，诱导肝脏产生急性期蛋白、募集中性粒细胞和其他炎症细胞聚集介导炎症反应发生。④免疫调节。单核/巨噬细胞的免疫调节作用有双相性，可通过抗原呈递作用、分泌具有免疫增强作用的细胞因子如 IL-1、TNF-α、补体成分、各类生长因子等启动和增强免疫应答。

2. 答：病原生物侵入机体后，早期即可被单核/巨噬细胞吞噬并清除，这是机体固有免疫防御机制的重要环节。由于其吞噬能力较强，故单核/巨噬细胞系统又被称为机体的清道夫。以细菌的吞噬为例，单核/巨噬细胞在趋化作用下与病原菌接触，随之将其吞噬形成吞噬体，再与胞质中的溶酶体融合形成吞噬溶酶体，溶酶体中的多种杀菌物质和水解酶被激活，将病原菌杀死并消化，通过胞吐作用排出菌体裂解成分。

3. 答：

（1）抗感染、抗病毒和抗肿瘤作用：NK 细胞可通过自然杀伤（不依赖抗体）和

ADCC（依赖抗体）作用而发挥细胞毒作用。其细胞毒作用机制：①通过释放穿孔素和颗粒酶引起靶细胞溶解。②通过 Fas/FasL 途径引起靶细胞凋亡。③释放细胞因子 TNF-α，诱导靶细胞凋亡。

（2）免疫调节作用：分泌 IL-10、TGF-β 等抑制性细胞因子，对自身免疫病起一定预防作用。

4. 答：①外源性抗原主要通过 MHC Ⅱ 类途径（内体-溶酶体途径）被加工处理及提呈。外源性抗原经 APC 识别后被摄取形成吞噬体，进而在胞内形成内体，而后随内体转运至溶酶体或者以融合形式形成内体/溶酶体，在这里被加工成抗原肽。MHC Ⅱ 类分子和抗原肽在内质网形成稳定的抗原肽-MHC Ⅱ 类分子复合物，转运表达于 APC 表面，最终将抗原肽提呈给 CD4$^+$T 细胞。②内源性抗原主要通过 MHC Ⅰ 类途径（泛素-蛋白酶体途径）被加工处理及提呈。内源性抗原主要由细胞质中的蛋白酶体降解和处理，首先经泛素打开空间折叠，形成线性的蛋白质进入蛋白酶体水解为长度不等的抗原肽段，而后抗原肽转移至内质网（ER）腔内与新合成的 MHC Ⅰ 类分子结合，以抗原肽-MHC Ⅰ 类分子复合物的形式表达于 APC 表面，将提呈给 CD8$^+$T 细胞。

5. 答：①获得多样性 TCR 的表达。随着 T 细胞在胸腺内逐渐分化成熟，DN 细胞先后发生 TCRβ 基因和 TCRα 基因重排，并逐渐表达功能性 TCR，能够识别抗原。②T 细胞发育的阳性选择。经过阳性选择的 CD4$^+$CD8$^-$T 细胞和 CD4$^-$CD8$^+$T 细胞分别具有识别自身 MHC Ⅱ 类分子和 MHC Ⅰ 类分子的能力，即 T 细胞获得了识别抗原的 MHC 限制性。③T 细胞发育的阴性选择。T 细胞通过阴性选择获得对自身抗原的耐受性。

6. 答：根据功能不同，可分为辅助性 T 细胞、细胞毒性 T 细胞和调节性 T 细胞等。①Th1：辅助或促进 Tc、NK 细胞、巨噬细胞的活化和增殖，促进以细胞毒作用为主导的细胞免疫效应。②Th2：辅助 B 细胞增殖并产生不同类别的抗体，促进以抗体生物学作用为主导的体液免疫效应。通过细胞因子调控，Th1 和 Th2 形成动态平衡调节机体适应性免疫应答的类型和程度。③Th17：参与固有免疫应答和炎症反应，是较早参与抗感染免疫的效应 T 细胞。④Tfh：辅助 B 细胞发挥功能的主要 Th 亚群，能促进 B 细胞分化和记忆性 B 细胞产生，参与抗体类别转换。⑤细胞毒性 T 细胞（CTL）：特异性识别经 MHC Ⅰ 类分子提呈的抗原肽，进而通过细胞毒作用杀伤靶细胞。⑥Treg：在免疫应答中发挥负调控作用，是调控机体免疫应答程度的重要细胞。

7. 答：B 淋巴细胞源于骨髓淋巴样干细胞，B 细胞发育分为两个阶段：①在造血组织内，前 B 细胞发育为不成熟 B 细胞。随后，分化为成熟 B 细胞（未接触抗原前称初始 B 细胞）。②成熟 B 细胞离开骨髓进入外周免疫器官，受抗原刺激后活化，增殖分化为浆细胞，产生特异性抗体，部分 B 细胞分化为记忆 B 细胞。

8. 答：①产生抗体。B 细胞受特异性抗原刺激后，在 T 细胞辅助下大量增殖，经历抗体类别转换、体细胞高频突变和亲和力成熟，最终分化为浆细胞，产生高亲和性抗体。②提呈抗原。B 细胞是一类专职 APC，具有抗原提呈功能，可借其 BCR 结合可溶性抗原，经内化、加工和处理，以抗原肽-MHC 分子复合物形式提呈给 T 细胞。③分泌细胞因子。活化的 B 细胞还可产生 IL-1α、IL-1β、IL-4、IL-10、IL-6、GM-CSF 等多种细胞因子，参与免疫调节、炎症反应等过程。

六、综合分析题

答：

1. 该患者最有可能的临床诊断：①获得性免疫缺陷综合征（acquired immunodeficiency syndrome，AIDS）。②合并肺部感染。

2. AIDS 是由人类免疫缺陷病毒（human immunodeficiency virus，HIV）感染所致。HIV 感染的宿主细胞的受体是 CD4 分子，主要分布于 T 淋巴细胞表面，$CD4^+T$ 淋巴细胞占 T 细胞总数的约 65%，HIV 感染 $CD4^+T$ 淋巴细胞后，导致该类细胞受损，数量减少，使机体免疫功能低下，乃至免疫缺陷。

3. $CD4^+T$ 淋巴细胞功能亚群包括 Th、Treg 等，辅助调控机体的多种免疫应答过程，对 $CD8^+T$ 和 B 淋巴细胞功能亦能辅助并调控。因此，该类细胞对机体免疫应答功能至关重要，数量减少必将影响整体免疫功能。

第五章　免疫应答 ▷▷▷▷

习　题

一、名词解释

1. 免疫应答（immune response）
2. 固有免疫应答（innate immune response）
3. 适应性免疫应答（adaptive immune response）
4. 模式识别受体（pattern recognition receptor，PRR）
5. 病原相关分子模式（pathogen associated molecular pattern，PAMP）
6. Toll 样受体（Toll-like receptor，TLR）
7. 免疫突触（immunological synapse）
8. MHC 限制性（MHC restriction）
9. 活化诱导的细胞死亡（activation induced cell death，AICD）
10. 抗体类别转换（antibody class switch）
11. 初次应答（primary response）
12. 再次应答（secondary response）

二、填空题

1. 免疫应答根据应答时相和特点可分为_____和_____。
2. 固有免疫系统包括_____、_____和_____。
3. 固有免疫细胞主要识别外源性危险信号_____和内源性危险信号_____。
4. 皮肤黏膜屏障包括_____、_____和_____。
5. 固有免疫分子包括_____、_____、_____、_____、_____和_____等。
6. 固有免疫应答的作用时相包括_____阶段、_____阶段和_____阶段。
7. 适应性免疫包括 T 细胞介导的_____和 B 细胞介导的_____。
8. T 细胞介导的免疫应答包括_____、_____和_____三个阶段。
9. 抗原提呈细胞通过 MHC-Ⅰ类分子将抗原肽提呈给_____细胞，通过 MHC-Ⅱ类分子将抗原肽提呈给_____细胞。
10. 效应 T 细胞通过_____、_____和_____三种机制降低应答水平。

三、选择题

（一） A 型题

1. 固有免疫细胞表面的识别受体是（　　　）
   A. TCR　　　　　　　　　　B. BCR　　　　　　　　　　C. PRR
   D. FCR　　　　　　　　　　E. C3bR

2. PRR 识别的对象是（　　　）
   A. 表位　　　　　　　　　　B. PAMP　　　　　　　　　C. DAMP
   D. A+B+C　　　　　　　　　E. B+C

3. 以下为外源性危险信号的是（　　　）
   A. PAMP　　　　　　　　　　B. DAMP　　　　　　　　　C. MBL
   D. MAC　　　　　　　　　　E. HSP

4. 机体防御病原体入侵的首道防线是（　　　）
   A. Mφ 吞噬作用　　　　　　　B. IFN 抗病毒作用
   C. 皮肤黏膜屏障作用　　　　　D. T 细胞介导细胞免疫
   E. B 细胞介导体液免疫

5. 以下不属于 Mφ 效应的是（　　　）
   A. 吞噬作用　　　　　　　　B. 调理作用　　　　　　　C. 中和作用
   D. 炎症反应　　　　　　　　E. 抗原提呈作用

6. 参与固有免疫的效应分子不包括（　　　）
   A. 溶菌酶　　　　　　　　　B. 防御素　　　　　　　　C. 补体系统
   D. 抗体　　　　　　　　　　E. 细胞因子

7. 以下哪种受体是模式识别受体（　　　）
   A. Toll 样受体　　　　　　　B. T 细胞抗原受体　　　　C. B 细胞抗原受体
   D. 补体受体　　　　　　　　E. 细胞因子受体

8. 下列淋巴细胞中，属适应性免疫细胞的是（　　　）
   A. γδT 细胞　　　　　　　　B. αβT 细胞　　　　　　　C. NKT 细胞
   D. NK 细胞　　　　　　　　E. B1 细胞

9. 下列细胞中最早介导炎症反应的是（　　　）
   A. Mφ　　　　　　　　　　B. T 淋巴细胞　　　　　　C. B 淋巴细胞
   D. 中性粒细胞　　　　　　　E. 浆细胞

10. 在固有免疫阶段发挥抗病毒作用最重要的细胞是（　　　）
    A. T 淋巴细胞　　　　　　　B. B 淋巴细胞　　　　　　C. NK 细胞
    D. 成纤维细胞　　　　　　　E. 肥大细胞

11. 具有抗病毒作用的细胞因子是（　　　）
    A. IFN−γ　　　　　　　　　B. EPO　　　　　　　　　C. GM−CSF

　　D. TGF-β　　　　　　　　　　　E. VEGF

12. 固有免疫细胞不具备的应答特点是（　　　）

　　A. 直接识别病原体某些共有高度保守的配体分子

　　B. 经克隆扩增和分化后，迅速产生免疫效应

　　C. 识别结合相应配体后，立即产生免疫应答

　　D. 没有免疫记忆功能，不能引起再次应答

　　E. 免疫应答维持时间较短

13. 婴幼儿易发中枢神经系统感染，是由于（　　　）

　　A. 血脑屏障尚未发育完善　　　　　B. 化学屏障尚未发育完善

　　C. 微生物屏障尚未发育完善　　　　D. 物理屏障尚未发育完善

　　E. 胎盘屏障尚未发育完善

14. TCR 识别抗原的特点是（　　　）

　　A. TCR 可识别天然的抗原或抗原肽-MHC 分子复合物

　　B. TCR 可识别游离的抗原肽

　　C. TCR 只能识别可溶性抗原

　　D. TCR 只能识别抗原肽-MHC 分子复合物

　　E. TCR 只能识别天然的抗原

15. 成熟 T 细胞进行抗原识别及发生免疫应答的部位不包括（　　　）

　　A. 淋巴结　　　　　　　　B. 胸腺　　　　　　　　C. 扁桃体

　　D. 脾脏　　　　　　　　　E. 阑尾

16. 分泌 IFN-γ 促进细胞免疫的是（　　　）

　　A. Th1　　　　　　　　　B. Th2　　　　　　　　C. Th17

　　D. Treg　　　　　　　　　E. CTL

17. 具有特异性杀伤靶细胞作用的是（　　　）

　　A. Mφ　　　　　　　　　B. NK　　　　　　　　C. NKT

　　D. Treg　　　　　　　　　E. CTL

18. TCR 识别抗原后，传递刺激信号的分子是（　　　）

　　A. CD2　　　　　　　　　B. CD3　　　　　　　　C. CD4

　　D. CD8　　　　　　　　　E. CD79a/CD79b

19. BCR 识别抗原后，传递刺激信号的分子是（　　　）

　　A. CD2　　　　　　　　　B. CD3　　　　　　　　C. CD4

　　D. CD8　　　　　　　　　E. CD79a/CD79b

20. 细胞免疫的效应细胞是（　　　）

　　A. Th1 和 Th2　　　　　　B. Th2 和 CTL　　　　　C. Th2 和 B 细胞

　　D. Th1 和 CTL　　　　　　E. Th1 和 B 细胞

21. 体液免疫的效应细胞是（　　　）

　　A. Th1 和 Th2　　　　　　B. Th2 和 CTL　　　　　C. Th2 和 B 细胞

D. Th1 和 CTL   E. Th1 和 B 细胞

22. Th1 细胞对 CTL 的辅助作用是 (　　　)

    A. 分泌细胞因子，促进 CTL 的增殖、分化

    B. 协助传递第一信号

    C. 促进 CTL 表面 MHC Ⅱ 类分子的表达

    D. 促进 CTL 表面 MHC Ⅰ 类分子的表达

    E. 促进 CTL 释放穿孔素

23. 细胞间相互作用不受 MHC 限制的是 (　　　)

    A. CTL 与肿瘤细胞   B. Mφ 与 Th   C. Th 与 B 细胞

    D. DC 与 Th   E. Mφ 与肿瘤细胞

24. 不成熟 B 细胞 mIg 表达模式是 (　　　)

    A. IgM   B. IgA   C. IgG

    D. IgM、IgD   E. IgE

25. 介导 Th 细胞向 B 细胞提供第二活化信号的主要是 (　　　)

    A. CTLA-4 (CD152) -B7   B. CD40L-CD40   C. CD4-MHC Ⅱ

    D. CD28-B7   E. 以上都不是

26. 能产生免疫记忆的细胞是 (　　　)

    A. Mφ 和 B 细胞   B. B2 细胞和 αβT 细胞   C. Treg 和 NK

    D. Mφ 和 NK   E. Mφ 和 DC

27. 以下属于 TI-Ag 的是 (　　　)

    A. 细菌多糖   B. 病毒蛋白   C. HLA

    D. 肿瘤抗原   E. 以上都是

28. 抗体的效应不包括 (　　　)

    A. 中和作用   B. 活化补体   C. 直接杀伤靶细胞

    D. 调理作用   E. ADCC

29. 初次应答主要发挥效应的抗体类别是 (　　　)

    A. IgG   B. IgA   C. IgD

    D. IgM   E. IgE

30. 再次应答抗体生成的场所主要是 (　　　)

    A. 淋巴结   B. 扁桃体   C. 脾

    D. 胸腺   E. 骨髓

（二） B 型题

    A. TCR   B. BCR

    C. PRR   D. FCR

1. T 细胞特异标志是 (　　　)

2. mIg 是 (　　　)

3. 识别 PAMP 的是（　　　）

    A. 急性期蛋白　　　　　　　　B. 防御素

    C. 乙型溶素　　　　　　　　　D. 溶菌酶

4. 能裂解细菌细胞壁 β-1,4 糖苷键的是（　　　）

5. 血浆凝固时释放破坏细菌细胞膜的固有免疫分子是（　　　）

6. C-反应蛋白属于（　　　）

    A. Mφ　　　　　　　　　　　B. NK 细胞

    C. T 细胞　　　　　　　　　　D. B 细胞

7. 既是 APC，又是固有免疫细胞的是（　　　）

8. 既是 APC，又是适应性免疫细胞的是（　　　）

9. 非特异性杀伤靶细胞的是（　　　）

    A. 调理作用　　　　　　　　　B. 吞噬作用

    C. ADCC　　　　　　　　　　D. 自然杀伤作用

10. 抗体促进 Mφ 吞噬的效应是（　　　）

11. NK 依赖抗体才能发挥的细胞毒效应是（　　　）

12. NK 在固有免疫阶段抗病毒通过（　　　）

    A. IL-2　　　　　　　　　　　B. IL-4

    C. IFN-γ　　　　　　　　　　D. IL-17

13. 促进 T 细胞克隆扩增最重要的细胞因子是（　　　）

14. 促进 Th0 向 Th1 分化的是（　　　）

15. 促进 Th0 向 Th2 分化的是（　　　）

    A. CD28　　　　　　　　　　B. CD152

    C. CD3　　　　　　　　　　　D. CD40L

16. CTLA-4 是（　　　）

17. 与 B7（APC）结合启动 T 细胞活化抑制信号的分子是（　　　）

18. Th 与 B 细胞相互作用过程中参与 B 细胞第二信号形成的是（　　　）

（三）**C 型题**

    A. 固有免疫　　　　　　　　　B. 适应性免疫

    C. 两者都是　　　　　　　　　D. 两者都不是

1. 机体抗病毒免疫是（　　　）

2. 病原体进入机体 0~96 小时发挥作用的免疫是（　　　）

3. 能形成免疫记忆的是 （　　）

A. PAMP B. 表位
C. 两者都是 D. 两者都不是

4. TCR 识别的是 （　　）

5. BCR 识别的是 （　　）

6. PRR 识别的是 （　　）

A. CTL B. NK
C. 两者都是 D. 两者都不是

7. 通过穿孔素-颗粒酶途径杀伤靶细胞的是 （　　）

8. 特异性杀伤靶细胞的是 （　　）

9. 非特异性杀伤靶细胞的是 （　　）

A. 体液免疫 B. 细胞免疫
C. 两者都是 D. 两者都不是

10. （　　）通过产生抗体发挥效应

11. 病毒感染早期的免疫效应是 （　　）

12. 适应性免疫是 （　　）

A. T 细胞 B. B 细胞
C. 两者都是 D. 两者都不是

13. 仅能识别经 MHC 提呈的抗原肽的是 （　　）

14. 能识别天然多糖抗原的是 （　　）

15. 通过自然杀伤作用抗病毒的是 （　　）

（四） K 型题

A. ①+②+③ B. ①+③ C. ②+④
D. ④ E. ①+②+③+④

1. 固有免疫应答方式是 （　　）
①吞噬作用 ②自然杀伤
③炎症反应 ④ADCC

2. 皮肤黏膜屏障作用是 （　　）
①分泌 IFN-γ ②分泌溶菌酶
③分泌抗体 ④正常菌群生物拮抗

3. 适应性免疫效应细胞是 （　　）
①Th1 ②Th2

③CTL ④B 细胞

4. 属于抗菌肽家族的是（　　　）

①补体 ②细胞因子

③急性期蛋白 ④防御素

5. 机体免疫系统对某一特定或多种抗原不产生免疫应答的是（　　　）

①免疫耐受 ②免疫调节

③免疫抑制 ④免疫监视

（五）X 型题

1. 常见的 PAMP 是（　　　）

A. 细菌甘露糖 B. 细菌脂多糖 C. 细菌磷壁酸

D. 酵母多糖 E. 病毒双链 RNA

2. 以下属 PRR 的是（　　　）

A. TLR B. 甘露糖受体 C. MBL

D. 清道夫受体 E. C1R

3. 皮肤黏膜屏障包括（　　　）

A. 胎盘屏障 B. 血脑屏障 C. 物理屏障

D. 化学屏障 E. 微生物屏障

4. NK 细胞的效应包括（　　　）

A. 吞噬细菌 B. 中和毒素 C. 抗病毒

D. 抗肿瘤 E. 抗原提呈

5. 以下既参与固有免疫应答又参与适应性免疫应答的免疫成分是（　　　）

A. DC B. Mφ C. NK 细胞

D. 补体系统 E. 细胞因子

6. 以下依赖抗体的效应有（　　　）

A. ADCC B. 经典途径激活补体

C. 颗粒酶-穿孔素的细胞毒作用 D. 自然杀伤

E. 中和作用

7. 适应性免疫的特点有（　　　）

A. 后天获得 B. 个体差异大 C. 能形成免疫记忆

D. 能形成免疫耐受 E. 特异性

8. T 细胞活化信号是由（　　　）提供

A. BCR-抗原表位 B. TCR-抗原肽 C. CD28-B7

D. CD40-CD40L E. ICAM-LFA

9. B 细胞活化信号是由（　　　）提供

A. BCR-抗原表位 B. TCR-抗原肽 C. CD28-B7

D. CD40-CD40L E. ICAM-LFA

10. 适应性免疫应答的结果包括（　　）

  A. 抗原物质被清除   B. T 细胞应答水平下降 C. Tm 细胞形成

  D. 启动炎症反应   E. 启动再次免疫

四、判断题

1. 固有免疫细胞的识别特点是快速识别，迅速应答。（　　）

2. PAMP 通常是病原体表面共有且稳定的结构。（　　）

3. DAMP 又称为内源性危险信号。（　　）

4. 所有 T 细胞和 B 细胞仅参与适应性免疫应答。（　　）

5. 皮肤黏膜屏障仅由机体自身成分组成。（　　）

6. Th 细胞向 B 细胞提供第二活化信号的主要是 CD28-B7。（　　）

7. 再次应答产生 Ig 具有快速、强烈、持久等特点。（　　）

8. 静息 T 细胞不表达 CD40L，T 细胞一旦活化，迅速表达 CD40L。（　　）

9. Mφ 仅参与固有免疫应答。（　　）

10. 补体系统在固有免疫和适应性免疫阶段均能发挥效应。（　　）

五、简答题

1. 简述固有免疫应答的特点。

2. 简述固有免疫应答效应的组成。

3. 简述固有免疫的应答特点。

4. 简述固有免疫与适应性免疫的关系。

5. 何谓 T 细胞活化的"双识别"？

6. 简述 T 细胞"双信号活化假说"。

7. 简述 CTL 杀伤靶细胞的机制。

8. 简述 B 细胞活化的双信号。

9. 比较初次免疫应答和再次免疫应答抗体产生的规律。

六、综合分析题

患儿，男，3 个月，反复发热伴呕吐 13 天。入院时查体：T 38.4℃，P 140 次/分，R 44 次/分，精神差，易激惹，前囟 0.8cm×0.8cm，张力稍高，眼神欠灵活。WBC 29.6×10⁹/L，中性粒细胞 77%，脑脊液混浊，脑脊液细菌培养阳性，细菌鉴定为脑膜炎球菌。

诊断：化脓性细菌性脑脊髓膜炎（脑膜炎球菌感染所致）。

为什么婴幼儿较成人更容易发生中枢神经系统感染？

参考答案

一、名词解释

1. 免疫应答是指机体的免疫系统识别和清除"非己"物质的整个过程，包括固有免疫应答和适应性免疫应答。

2. 固有免疫应答是生物体在长期种系进化过程中形成的一系列天然防御机制，是宿主抵御病原生物入侵的第一道防线，并启动和参与适应性免疫应答。

3. 适应性免疫应答是 TCR/BCR 特异性识别抗原后，T、B 淋巴细胞活化、增殖、分化产生效应物质并清除抗原的过程，可人为分为抗原识别、细胞活化增殖分化和发挥效应三个连续的阶段，包括 T 淋巴细胞介导的细胞免疫应答和 B 淋巴细胞介导的体液免疫应答。

4. PRR 是指主要表达于固有免疫细胞膜表面、胞内器室（如胞内内体/吞噬溶酶体）膜上和血清中的可识别一种或多种 PAMP/DAMP 的受体。

5. PAMP 是一类或一群病原生物生存和致病所必需的、共有的、非特异性的、高度保守的分子结构，是固有免疫细胞识别的主要外源性危险信号。

6. TLR 是一类跨膜受体，其胞外段与一种果蝇蛋白 Toll 同源而得名，通过识别并结合相应 PAMP，可启动激活信号转导途径，诱导某些免疫效应分子的表达。

7. T 细胞与 APC 间长达数小时的接触为 T 细胞活化所必需，T 细胞和 APC 表面多对 TCR-抗原肽-MHC 分子复合物汇聚成簇，加之周围黏附分子、信号转导分子的紧密接触形成的瞬时性特殊结构称为免疫突触。

8. TCR 在识别 APC 或者靶细胞上的 MHC 分子所提呈的抗原肽时，不仅识别抗原肽，还要识别与抗原肽结合的 MHC 分子类型，此现象即 MHC 限制性。

9. AICD 是一种细胞凋亡形式，抗原结合 TCR 信号转导同时能诱导 T 细胞促凋亡分子 FasL 和 TNFR1 的基因转录，致使活化的 T 细胞高水平表达 FasL、TNFR1，免疫应答过程中邻近细胞产生的 Fas、TNF-α 与之结合，诱导效应 T 细胞凋亡。

10. 当初始 B 细胞被活化后，在早期阶段它主要产生 IgM 抗体和微量的 IgD 抗体。IgD 抗体在免疫防御功能中发挥哪些功能尚不明确。随着 B 细胞的进一步成熟，在细胞因子的作用下，B 细胞可以产生 IgG、IgA 或者 IgE 抗体，这一过程称作抗体分子的类别转换。

11. 抗原初次进入机体所引发的特异性免疫应答称为初次应答，初次应答细胞活化、增殖、分化的时间较长；抗体的形成水平较低，亲和力较低，维持时间较短。

12. 相同抗原再次刺激机体，记忆性淋巴细胞（Tm/Bm）引发的更为迅速高效特异性免疫应答，称为再次应答。与初次应答明显不同，记忆细胞活化、增殖、分化迅速；抗体（效应 T 细胞）的效应水平较高，亲和力高，维持时间较长。

二、填空题

1. 固有免疫应答，适应性免疫应答

2. 固有免疫屏障，固有免疫细胞，固有免疫分子

3. PAMP，DAMP

4. 物理屏障，化学屏障，微生物屏障

5. 补体系统，细胞因子，急性期蛋白，防御素，溶菌酶，乙型溶素

6. 即刻固有免疫应答，早期固有免疫应答，适应性免疫应答

7. 细胞免疫，体液免疫

8. 抗原特异性识别，T 细胞活化增殖分化，T 细胞效应

9. CD8$^+$T，CD4$^+$T

10. 活化诱导的细胞死亡，细胞因子撤退，T 细胞耗竭

三、选择题

（一）A 型题

1~5　C E A C C　　6~10　D A B A C　　11~15　A B A D B

16~20　A E B E D　　21~25　C A E A B　　26~30　B A C D E

（二）B 型题

1~3　A B C　　4~6　D C A　　7~9　A D B

10~12　A C D　　13~15　A C B　　16~18　B B D

（三）C 型题

1~3　C A B　　4~6　B B A　　7~9　C A B

10~12　A D C　　13~15　A B D

（四）K 型题

1~5　A C E D B

（五）X 型题

1~5　ABCDE　ABD　CDE　CD　ABCDE

6~10　ABE　ABCDE　BC　AD　ABC

四、判断题

1~5　√√√××　　6~10　×√√×√

五、简答题

1. 答：固有免疫因与生俱来，作用广泛，对抗原的应答无针对性，亦称为先天性免疫或非特异性免疫。固有免疫应答不经历效应细胞的克隆扩增，不形成免疫记忆，也

不产生免疫耐受。

2. 答：固有免疫应答包括固有免疫屏障作用、固有免疫细胞效应和固有免疫分子效应。固有免疫屏障作用有皮肤黏膜的物理屏障、化学屏障和微生物屏障作用，以及体内血脑屏障和血胎盘屏障，对外源性和内源性抗原起阻挡和屏障作用，防止感染发生和发展。固有免疫细胞主要效应：①吞噬作用（Mφ、DC 和中性粒细胞等）。②细胞毒效应（NK、NKT 和 γδT 等）。③介导炎症反应（Mφ、肥大细胞、嗜碱性粒细胞和中性粒细胞等）。④产生非特异性抗体（B1）。固有免疫分子包括补体系统、细胞因子、急性期蛋白、防御素、溶菌酶、乙型溶素等，通过各自机制发挥抗微生物作用。

3. 答：固有免疫的应答特点：①固有免疫细胞并不表达类似 TCR、BCR 的特异性抗原识别受体，而是通过 PRR 识别 PAMP/DAMP，可对多种病原生物或其产物、病毒感染细胞及肿瘤细胞产生免疫效应。②固有免疫细胞在趋化因子或炎性介质作用下，被趋化募集并激活，在数分钟至数小时内，未经克隆扩增即可迅速产生免疫效应。③固有免疫细胞和固有免疫分子参与适应性免疫应答全过程，并可影响适应性免疫应答的类型。④固有免疫细胞寿命较短，一般不产生免疫记忆细胞，无免疫记忆与免疫耐受。

4. 答：①固有免疫应答是适应性免疫应答的启动者，巨噬细胞和 DC 等非特异性免疫细胞可提供 T 细胞活化所需要的第一信号和第二信号。②固有免疫应答是适应性免疫应答的调节者，固有免疫细胞通过产生不同的细胞因子，进而影响适应性免疫应答的类型和强度。③固有免疫应答是适应性免疫应答的协助者，固有免疫细胞和分子协助适应性免疫效应物质抗体和效应 T 细胞发挥效应。

5. 答：TCR 在识别 APC 细胞或者靶细胞上的 MHC 分子所提呈的抗原肽时，不仅识别抗原肽，还要识别与抗原肽结合的 MHC 分子类型，此现象即 MHC 限制性，此过程亦称为双识别。成熟 T 细胞表面表达 CD4 或 CD8，这两种分子能与 MHC 分子的免疫球蛋白样区结合，增强 TCR 与抗原肽-MHC 分子的亲和力，同时也形成了不同的免疫类型和效应。CD4 与 MHC-Ⅱ类分子的 β2 结构域结合，MHC-Ⅱ类分子提呈的抗原肽主要被 $CD4^+T$ 识别并发挥效应；CD8 与 MHC-Ⅰ类分子的 α3 结构域结合，MHC-Ⅰ类分子提呈的抗原肽主要被 $CD8^+T$ 识别并发挥效应。这种格局的出现，使机体能针对不同抗原产生更为恰当有效的应答和效应。

6. 答：初始 T 细胞活化需要两个不同的细胞外信号的共同刺激，这是目前公认的"双信号活化假说"。①第一活化信号：T 细胞在辅助受体 CD4 或 CD8 作用下，TCR 与 APC 抗原肽-MHC 结合，形成 T 细胞活化的第一信号，此信号是抗原特异性信号。②第二活化信号：又称协同刺激信号或共刺激信号，此信号是非特异性信号，由 APC 表面的共刺激分子与 T 细胞表面的相应配体结合，向胞内传递信号促进 T 细胞完全活化。共刺激分子众多，最重要的协同刺激信号分子是 T 细胞表面 CD28 与 APC 表面的 B7（CD80/CD86），当二者结合后，CD28 向 T 细胞内传递信号，促进 T 细胞产生 IL-2 等细胞因子并促使初始 T 细胞分化。T 细胞活化的双信号模式可视为一种故障-安全（failure-safety）机制。微生物及其成分、固有免疫应答阶段产生的 IFN-γ 可增强 APC 表达共刺激分子 B7，提供第二信号引发 T 细胞活化和对微生物的应答效应；如只有第一信号缺乏第二信号时，T 细胞处于不应答状态，称为无能。正常组织及静息 APC 不表达或低表达共刺激分子，缺乏第二信号可使自身反应性 T 细胞处于无能状态，有利于自身免疫耐受的维持。

7. 答：CTL 杀伤靶细胞的主要机制：①穿孔素-颗粒酶途径，也称为颗粒胞吐途径。CTL 与靶细胞紧密结合后，通过产生穿孔素导致靶细胞死亡。②Fas/FasL 途径。活化的 CTL 细胞大量表达 FasL，FasL 和靶细胞表面的 Fas 分子结合，导致细胞结构损毁而使细胞凋亡。③TNF/TNFR 途径。活化的 CTL 细胞分泌大量 TNF-α，与靶细胞表面的 TNFR1 结合，通过 TNFR1 胞内段的死亡结构域，引起靶细胞凋亡。

8. 答：B 细胞的活化也需要双信号。①B 细胞活化的第一信号，BCR 与抗原表位特异性结合启动第一信号，是特异性的抗原刺激信号。在成熟 B 细胞表面的 CD19/CD21/CD81/ CD225 共受体能显著降低 B 细胞活化所需阈值，提高 B 细胞对抗原刺激的敏感性。②B 细胞活化的第二信号，B 细胞内化 BCR 结合的抗原，对抗原进行加工，形成抗原肽-MHC Ⅱ类分子复合物，并将其提呈给抗原特异性 Th，Th 识别抗原活化后通过表达 CD40L 与 B 细胞表面的 CD40 结合提供 B 细胞活化的第二信号。

9. 答：初次免疫应答和再次免疫应答特性的比较

特性	初次免疫应答	再次免疫应答
所需抗原量	高	低
抗体产生的诱导期	长	短
高峰浓度	低	高
维持时间	短	长
Ig 类别	主要为 IgM	IgG、IgA 等
亲和力	低	高
特异性	低	高

六、综合分析题

答：人体保护微生物入侵的首道免疫屏障是固有免疫屏障，包括皮肤-黏膜屏障、血脑屏障和胎盘屏障。血脑屏障是由软脑膜、脉络丛的毛细血管壁和包在血管壁外的星形胶质细胞形成的结构，能阻挡血液中的病原微生物和多种进入机体的毒性大分子物质进入脑组织，保护人体的中枢神经系统。但是婴幼儿的血脑屏障发育尚不完善，是婴幼儿比成人容易发生中枢感染的主要原因。

第六章 免疫病理 ▷▷▷▷

习 题

一、名词解释

1. 超敏反应（hypersensitivity）
2. 变应原（allergen）
3. 自身免疫病（autoimmune disease）
4. 免疫缺陷病（immunodeficiency disease）
5. 肿瘤抗原（tumor antigen）
6. 移植（transplantation）

二、填空题

1. 根据超敏反应发生机制及临床特点，将其分为_____、_____、_____和_____。

2. Ⅰ型超敏反应临床常见疾病包括_____、_____、_____、_____。

3. 参与Ⅱ型超敏反应的抗体主要是_____和_____。

4. 根据移植物的来源不同，将移植分为_____、_____、_____、_____4种类型。

三、选择题

（一）A型题

1. 参与Ⅰ型超敏反应的是（　　　）
   A. IgA   B. IgE   C. IgD
   D. IgM   E. IgG

2. 因Ⅰ型超敏反应引起的疾病是（　　　）
   A. 输血反应   B. 肾小球肾炎   C. 类风湿关节炎
   D. 新生儿溶血症   E. 过敏性鼻炎

3. 以下疾病不属于Ⅰ型超敏反应的是（　　　）

A. 荨麻疹   B. 过敏性休克   C. 支气管哮喘

D. 过敏性鼻炎   E. 接触性皮炎

4. 以下哪种物质与Ⅰ型超敏反应无关（   ）

A. 白三烯   B. 组胺   C. 备解素

D. 前列腺素   E. 激肽

5. 属于Ⅱ型超敏反应的疾病是（   ）

A. 血清病   B. 接触性皮炎   C. 新生儿溶血症

D. 系统性红斑狼疮   E. 过敏性休克

6. 与Ⅱ型超敏反应发生无关的成分是（   ）

A. 吞噬细胞   B. 补体   C. IgG

D. 肥大细胞   E. IgM

7. 以下哪种物质可以引起Ⅲ型超敏反应（   ）

A. 细胞因子   B. 单核吞噬细胞   C. 补体

D. 免疫复合物   E. 免疫球蛋白

8. 系统性红斑狼疮（SLE）致病机制属于（   ）

A. Ⅰ型超敏反应   B. Ⅱ型超敏反应   C. Ⅲ型超敏反应

D. Ⅳ型超敏反应   E. 免疫缺陷病

9. 接触性皮炎是（   ）

A. Ⅰ型超敏反应   B. Ⅱ型超敏反应   C. Ⅲ型超敏反应

D. Ⅳ型超敏反应   E. 以上都不是

10. 血清病属于（   ）

A. Ⅰ型超敏反应   B. Ⅱ型超敏反应   C. Ⅲ型超敏反应

D. Ⅳ型超敏反应   E. 以上都不是

11. 新生儿溶血症属于（   ）

A. Ⅰ型超敏反应   B. Ⅱ型超敏反应   C. Ⅲ型超敏反应

D. Ⅳ型超敏反应   E. 以上都不是

12. 青霉素过敏性休克属于（   ）

A. Ⅰ型超敏反应   B. Ⅱ型超敏反应   C. Ⅲ型超敏反应

D. Ⅳ型超敏反应   E. 以上都不是

13. 肺-肾炎综合征是（   ）

A. Ⅰ型超敏反应   B. Ⅱ型超敏反应   C. Ⅲ型超敏反应

D. Ⅳ型超敏反应   E. 以上都不是

14. 细胞免疫型超敏反应属于（   ）

A. Ⅰ型   B. Ⅱ型   C. Ⅲ型

D. Ⅳ型   E. 以上都不是

15. 抗体介导的超敏反应有（   ）

A. Ⅰ、Ⅱ、Ⅳ型   B. Ⅰ、Ⅱ、Ⅲ型   C. Ⅰ、Ⅲ、Ⅳ型

D. Ⅱ、Ⅲ、Ⅳ型　　　　　　　E. 以上都不是

16. Ⅲ型超敏反应中的免疫复合物属于（　　）

A. 大分子免疫复合物　　　　　B. 小分子免疫复合物

C. 中等大小可溶性复合物　　　D. 颗粒型免疫复合物

E. 以上都不是

17. 以下哪种皮肤试验的原理是迟发型超敏反应（　　）

A. 青霉素皮试　　　　　　B. 抗毒素血清皮试　　　　C. 胰岛素注射皮试

D. 结核菌素试验　　　　　E. 以上都不是

（二）　B 型题

A. Ⅰ型超敏反应　　　　　　B. Ⅱ型超敏反应　　　　　C. Ⅲ型超敏反应

D. Ⅳ型超敏反应

1. 速发型超敏反应是（　　）

2. 细胞毒型超敏反应是（　　）

3. 免疫复合物型超敏反应是（　　）

4. 迟发型超敏反应是（　　）

A. 血清病　　　　　　　　B. 新生儿溶血症　　　　　C. 接触性皮炎

D. 荨麻疹

5. 属于速发型超敏反应的是（　　）

6. 属于细胞毒型超敏反应的是（　　）

7. 属于免疫复合物型超敏反应的是（　　）

8. 属于迟发型超敏反应的是（　　）

（三）　C 型题

A. IgG　　　　　　　　　B. IgM　　　　　　　　　C. 两者都是

D. 两者都不是

1. 参与Ⅰ型超敏反应的是（　　）

2. 参与Ⅱ型超敏反应的是（　　）

A. CTL　　　　　　　　　B. 肥大细胞　　　　　　　C. 两者都是

D. 两者都不是

3. 参与Ⅰ型超敏反应的是（　　）

4. 参与Ⅳ型超敏反应的是（　　）

（四）　K 型题

A. ①+②+③　　　　　　　B. ①+③　　　　　　　　C. ②+④

D. ④   E. ①+②+③+④

1. 属于Ⅰ型超敏反应的是（   ）
   ①输血反应   ②药物过敏性休克
   ③风湿热   ④过敏性鼻炎

2. 参与Ⅰ型超敏反应的是（   ）
   ①IgG   ②IgM
   ③IgD   ④IgE

3. 属于Ⅱ型超敏反应的是（   ）
   ①输血反应   ②药物过敏性休克
   ③肺-肾综合征   ④过敏性鼻炎

4. 属于Ⅲ型超敏反应的是（   ）
   ①血清病   ②类风湿关节炎
   ③风湿热   ④过敏性鼻炎

5. 属于Ⅳ型超敏反应的是（   ）
   ①输血反应   ②传染性超敏反应
   ③风湿热   ④接触性皮炎

（五）X型题

1. 以下参与Ⅰ型超敏反应的炎症介质是（   ）
   A. 白三烯   B. 组胺   C. 类风湿因子
   D. 激肽原酶   E. 血小板活化因子

2. 能引起Ⅰ型超敏反应的变应原包括（   ）
   A. 花粉   B. 尘螨   C. 真菌孢子
   D. 鱼虾   E. 鸡蛋

3. Ⅰ型超敏反应的特点有（   ）
   A. 主要引起组织损伤   B. 细胞溶解   C. T细胞介导
   D. 发生快   E. 有遗传倾向

4. Ⅰ型超敏反应中肥大细胞释放的活性介质可引起（   ）
   A. 毛细血管扩张   B. 血管通透性增加   C. 平滑肌收缩
   D. 腺体分泌增多   E. 免疫复合物沉积

5. 与Ⅰ型超敏反应有关的细胞是（   ）
   A. CTL   B. 嗜碱性粒细胞   C. 嗜酸性粒细胞
   D. 肥大细胞   E. 成纤维细胞

6. 以下成分中参与Ⅱ型超敏反应的是（   ）
   A. 巨噬细胞   B. IgG   C. NK细胞
   D. 补体   E. IgM

7. 参与Ⅲ型超敏反应的细胞和分子是（　　　）

    A. IgG   B. IgM   C. 补体

    D. 中性粒细胞   E. NK 细胞

8. 以下成分中参与Ⅳ型超敏反应的是（　　　）

    A. 淋巴细胞   B. T 细胞   C. 巨噬细胞

    D. 单核细胞   E. 嗜酸性粒细胞

9. 体液免疫型超敏反应有（　　　）

    A. Ⅰ型超敏反应   B. Ⅱ型超敏反应   C. Ⅲ型超敏反应

    D. Ⅳ型超敏反应   E. 迟发型超敏反应

10. 有 IgE 参与的免疫过程是（　　　）

    A. 血清病   B. 过敏性胃肠炎   C. 过敏性鼻炎

    D. 支气管哮喘   E. 接触性皮炎

四、判断题

1. Ⅰ型超敏反应又称为迟发型超敏反应。（　　　）

2. Graves 病是Ⅲ型超敏反应，该病是由于甲状腺细胞分泌功能亢进而导致。（　　　）

3. 新生儿溶血症是发生于 Rh 阴性母亲首次怀有 Rh 阳性胎儿。（　　　）

4. 迟发型超敏反应的发生与抗体和补体有关。（　　　）

5. 类风湿因子是机体针对体内变性的 IgG 产生的一种自身抗体。（　　　）

6. 超敏反应是一种免疫应答反应。（　　　）

7. Arthus 反应是局部的Ⅲ型超敏反应。（　　　）

五、简答题

1. 简述Ⅰ型超敏反应的特点。

2. 简述Ⅱ型超敏反应的特点。

3. 简述Ⅲ型超敏反应的特点。

4. 简述Ⅳ型超敏反应的特点。

5. 简述自身免疫病的特征。

6. 简述自身免疫病的防治原则。

7. 免疫缺陷病的主要临床特征包括哪些？

六、综合分析题

患者，男，15 岁。因高热、头痛、血尿收住肾内科，入院时查体：患者双下肢水肿明显；尿液镜检红细胞+++，尿蛋白++；抗链球菌溶血素"O"（ASO）强阳性、血清补体降低。自诉 1 个月前出现咽部疼痛，自服家中备用抗生素及中成药 2 天后，症状缓解，自行停药。

1. 患者的诊断是什么?

2. 有哪些判断依据?

3. 该种疾病是如何发生的?

参考答案

一、名词解释

1. 超敏反应是指已致敏机体再次接触相同抗原时所发生的超过正常生理范围的病理性免疫应答,可引起生理功能紊乱和/或组织损伤。

2. 能诱发机体超敏反应的抗原称变应原。

3. 在某些内因或外因诱发下,免疫系统对自身抗原发生异常免疫应答,造成组织器官的病理性损伤或功能异常,导致临床病症发生,称为自身免疫病。

4. 免疫缺陷病是因免疫系统先天发育不全或后天损害而使免疫成分缺失或功能障碍所导致的临床综合病症。

5. 肿瘤抗原是指细胞癌变过程中出现的新抗原或肿瘤细胞异常/过度表达的抗原物质。

6. 移植指应用异体(或自体)正常细胞、组织、器官置换病变的或功能缺损的细胞、组织、器官,以维持和重建机体生理功能。

二、填空题

1. Ⅰ型超敏反应,Ⅱ型超敏反应,Ⅲ型超敏反应,Ⅳ型超敏反应

2. 全身过敏反应,呼吸道过敏反应,胃肠道过敏反应,皮肤过敏反应

3. IgG,IgM

4. 自体移植,同系移植,同种(异体)移植,异种移植

三、选择题

(一) A 型题

1~5　B E E C C　　　　6~10　D D C D C　　　　11~15　B A B D B

16~17　C D

(二) B 型题

1~4　A B C D　　　　5~8　D B A C

(三) C 型题

1~2　C D　　　　3~4　B A

(四) K 型题

1~5　C D B A C

（五）X 型题

1~5　ABDE　ABCDE　DE　ABCD　BCD

6~10　ABCDE　ABCD　ABCD　ABC　BCD

四、判断题

1~5　××××√　　　　　　　6~7　√√

五、简答题

1. 答：①反应发生快、消退也快。②主要由 IgE 介导。③有明显个体差异和遗传倾向。④常引起机体生理功能紊乱，少有严重组织病理损伤。

2. 答：①IgG 或 IgM 与靶细胞表面相应抗原结合。②有补体、吞噬细胞或 NK 细胞的参与。③以细胞溶解或组织损伤为主。④发作较快。

3. 答：①抗原与相应抗体（IgM、IgG）结合形成中等大小的可溶性免疫复合物。②可溶性免疫复合物沉积于全身或局部血管基底膜。③有补体、血小板、中性粒细胞等参与。④是以充血水肿、局部坏死和中性粒细胞浸润为主要特征的毛细血管炎症反应和组织损伤。

4. 答：①反应发生迟缓。②与抗体和补体无关。③由致敏淋巴细胞再次接触相同抗原时出现。④是以单核细胞、淋巴细胞浸润为主的炎性损伤。

5. 答：不同的自身免疫病虽累及的器官、组织不同，表现出多种临床症状，但大多自身免疫病有其共同特征：①患者体内可测到高效价的自身抗体和（或）自身反应性 T 细胞，可查到自身抗原。②病情反复发作，慢性、迁延。③病情的转归与免疫应答强度相关，免疫抑制剂治疗有效。④疾病重叠现象，即一种自身免疫病可以同时伴发其他自身免疫病。⑤有一定的遗传倾向，但多非单一基因作用结果。

6. 答：①祛除病因，防止自身抗体形成。②对症治疗，糖皮质激素是目前治疗自身免疫病的主要药物。③非特异性免疫抑制治疗。④重建对自身抗原的免疫耐受。

7. 答：①对各种病原体的易感性增加，可出现反复持续严重的感染、机会感染，感染性质和程度主要取决于免疫缺陷的成分及程度。②易伴发自身免疫病、超敏反应、炎症性疾病。③易发肿瘤，特别是淋巴系统恶性肿瘤。④多数 IDD 具有遗传倾向。

六、综合分析题

答：

1. 链球菌感染后急性肾小球肾炎。

2. 患者出现过咽部疼痛，自服家中备用抗生素及中成药 2 天后，症状有缓解，后查出抗链球菌溶血素 "O"（ASO）强阳性，说明有链球菌感染引起的上呼吸道感染史。患者入院时双下肢水肿明显，尿液镜检红细胞+++，尿蛋白++，说明有肾小球损伤，故诊断为链球菌感染后急性肾小球肾炎。

3. 患者有链球菌感染引起的咽部疼痛病史，由于乙型溶血性链球菌与人肾小球基底膜有共同抗原，链球菌感染后产生的抗体可与肾小球基底膜发生交叉反应，通过Ⅱ型超敏反应损伤肾小球；此外，链球菌持续感染使抗原抗体形成免疫复合物并沉积肾小球基底膜、激活补体，通过Ⅲ型超敏反应导致肾小球损伤。患者血清总补体降低与免疫复合物大量激活并消耗补体有关。

第七章　免疫学应用 ▷▷▷▷

习　题

一、名词解释

1. 免疫诊断（immunodiagnosis）
2. 抗原抗体反应（antigen-antibody reaction）
3. 凝集反应（agglutination）
4. 沉淀反应（precipitation）
5. 免疫电泳（immunoelectrophoresis）
6. 酶联免疫吸附试验（enzyme linked immunosorbent assay）
7. 流式细胞术（flow cytometry）
8. 免疫预防（immunological prophylaxis）
9. 人工主动免疫（artificial active immunization）
10. 人工被动免疫（artificial passive immunization）
11. 疫苗（vaccine）
12. 灭活疫苗（inactivated vaccine）
13. 减毒活疫苗（live-attenuated vaccine）
14. 类毒素（toxoid）
15. 计划免疫（planned immunization）
16. 免疫治疗（immunotherapy）
17. 主动免疫治疗（active immunotherapy）
18. 被动免疫治疗（passive immunotherapy）

二、填空题

1. 免疫标记技术包括_____、_____、_____、_____等。
2. 人工免疫的类型包括_____和_____。
3. 人工主动免疫常用的制剂包括_____、_____、_____等。
4. 疫苗必须具备_____、_____、_____等基本条件。

三、选择题

（一） A 型题

1. 胎儿从母体获得 IgG 属于（　　）
   - A. 过继免疫
   - B. 人工被动免疫
   - C. 人工主动免疫
   - D. 自然主动免疫
   - E. 自然被动免疫

2. 人工主动免疫主要用于（　　）
   - A. 长远预防
   - B. 治疗
   - C. 紧急预防
   - D. A+C
   - E. B+C

3. 注射乙肝疫苗获得的免疫属于（　　）
   - A. 过继免疫
   - B. 人工被动免疫
   - C. 人工主动免疫
   - D. 自然主动免疫
   - E. 自然被动免疫

4. 人工被动免疫主要用于（　　）
   - A. 长远预防
   - B. 治疗
   - C. 紧急预防
   - D. A+C
   - E. B+C

5. 下列疫苗中属于减毒活疫苗的是（　　）
   - A. 百日咳疫苗
   - B. 卡介苗
   - C. 新冠病毒 Vero 细胞灭活疫苗
   - D. 破伤风类毒素
   - E. 酵母菌重组乙肝病毒疫苗

6. 不属于人工被动免疫生物制品的是（　　）
   - A. 人丙种球蛋白
   - B. 抗毒素
   - C. 类毒素
   - D. 胎盘丙种球蛋白
   - E. 人特异性免疫球蛋白

7. 以下关于抗毒素的使用方法，错误的是（　　）
   - A. 治疗时要早期足量
   - B. 对过敏机体应采取脱敏疗法
   - C. 只能用于紧急预防或治疗
   - D. 可作为免疫增强剂给儿童多次注射
   - E. 可能发生过敏反应

8. 对密切接触过白喉患者的儿童，应该给予的免疫措施是注射（　　）
   - A. BCG（卡介苗）
   - B. 丙种球蛋白
   - C. 胎盘球蛋白
   - D. 白喉类毒素
   - E. 白喉抗毒素

9. 用 ELISA 双抗体夹心法检测抗原 A 时，固相载体的包被物是（　　）
   - A. 酶标抗 A 抗体
   - B. 未标记的抗 A 抗体
   - C. 酶标抗原
   - D. 未标记的抗球蛋白抗体
   - E. 酶标抗球蛋白抗体

（二） B 型题

- A. 人工主动免疫
- B. 人工被动免疫
- C. 自然主动免疫
- D. 自然被动免疫

1. 通过患传染病或隐性感染获得的免疫（　　）

2. 接种疫苗、类毒素（　　　）

3. 母体 IgG 经胎盘进入胎儿体内（　　　）

4. 注射抗毒素或丙种球蛋白（　　　）

（三） C 型题

A. 类毒素　　　　　　　　　B. 抗毒素

C. 两者都是　　　　　　　　D. 两者都不是

1. 可以中和外毒素的是（　　　）

2. 既可以作为抗原，又可以作为抗体的是（　　　）

A. 人工主动免疫　　　　　　B. 人工被动免疫

C. 两者都是　　　　　　　　D. 两者都不是

3. 主要用于长远预防的是（　　　）

4. 主要用于治疗和紧急预防的是（　　　）

A. 流脑 A+C 灭活疫苗　　　　B. 破伤风类毒素

C. 两者都是　　　　　　　　D. 两者都不是

5. 属于灭活疫苗的是（　　　）

6. 属于减毒活疫苗的是（　　　）

（四） K 型题

A. ①+②+③　　　　　　B. ①+③　　　　　　C. ②+④

D. ④　　　　　　　　　E. ①+②+③+④

1. 可以用来进行治疗和紧急预防的是（　　　）

　①外毒素　　　　　　　　②内毒素

　③类毒素　　　　　　　　④抗毒素

2. 以下疫苗经常混合使用的是（　　　）

　①白喉类毒素　　　　　　②破伤风类毒素

　③百日咳杆菌　　　　　　④伤寒杆菌

3. 在我国计划免疫程序中，婴儿出生 24 小时内要接种的疫苗是（　　　）

　①脊髓灰质炎疫苗　　　　②卡介苗

　③甲肝疫苗　　　　　　　④乙肝疫苗

（五） X 型题

1. 人工主动免疫常用的生物制品包括（　　　）

　A. 灭活疫苗　　　　　　B. 减毒活疫苗　　　　C. 类毒素

　D. 亚单位疫苗　　　　　E. 抗毒素

2. 人工被动免疫常用的生物制品包括（　　　）

A. 正常人丙种球蛋白　　　B. 胎盘丙种球蛋白

C. 人特异性免疫球蛋白　　D. 亚单位疫苗

E. 抗毒素

3. 属于人工主动免疫制剂的是（　　　）

A. 卡介苗　　　　　　　B. 白喉类毒素　　　　　C. 破伤风抗毒素

D. 百日咳疫苗　　　　　E. 脊髓灰质炎疫苗

4. 对灭活疫苗叙述正确的是（　　　）

A. 用免疫原性强的病原体灭活制成

B. 需多次接种

C. 接种反应较大

D. 稳定，容易保存

E. 用量较大

5. 对减毒活疫苗叙述正确的是（　　　）

A. 用减毒或无毒活病原体制成　　B. 需多次接种　　　　　C. 接种反应较大

D. 稳定性差，不易保存　　　　　E. 免疫缺陷者一般不宜接种

四、判断题

1. 灭活疫苗可以和类毒素混合使用。（　　　）

2. 抗毒素可以用于人工被动免疫，起治疗和紧急预防的作用。（　　　）

3. 胎儿从母体获得 IgG 属于人工被动免疫。（　　　）

五、简答题

1. 简述抗原抗体反应的原理和特点。

2. 简述人工主动免疫的特点。

3. 简述人工被动免疫的特点。

参考答案

一、名词解释

1. 免疫诊断是应用免疫学的理论、技术和方法对免疫细胞、免疫分子及其相关基因等进行定性或定量检测，从而对人体疾病和免疫状态做出相应的诊断。

2. 抗原抗体反应是指抗原与相应的抗体在体内或体外发生的特异性结合反应，为非共价结合，结合稳定但可逆，且受电解质、pH 值及温度等多因素影响。

3. 凝集反应是颗粒性抗原与相应抗体结合，在一定条件下可形成肉眼可见的凝块现象。

4. 沉淀反应是可溶性抗原在适当条件下与相应抗体特异结合后形成肉眼可见的沉淀现象。

5. 免疫电泳是将凝胶电泳与免疫扩散相结合的一种免疫化学分析技术。

6. 酶联免疫吸附试验是用酶标记抗原或抗体后形成酶标记物，既保留抗原或抗体的免疫活性，又保留酶的催化活性。借助酶作用于底物的显色反应判定结果并用酶标仪测定光密度（OD）值来反映抗原或抗体的含量，灵敏度可达到 ng/mL 甚至 pg/mL 水平。

7. 流式细胞术又称为荧光启动细胞分类法，是利用单细胞液体流穿过激光束时，通过激光照射多种荧光标记抗体结合的细胞而显示各种荧光，后被接收器检测。流式细胞术能同时分析细胞表面多个分子的表达及其水平。

8. 免疫预防是指通过人工刺激或诱导机体产生免疫应答，或通过直接输入免疫活性物质，从而特异性清除致病因子，达到预防某些疾病的目的。

9. 人工主动免疫是通过给机体接种疫苗等抗原性物质诱导机体发生适应性免疫应答，产生特异性抗体或（和）效应淋巴细胞，从而达到预防疾病的目的。常用于疾病的长远预防和计划免疫。

10. 人工被动免疫是通过给机体注射含有特异性抗体的免疫血清（如抗毒素）或细胞因子等制剂，使机体迅速获得适应性免疫，常用于感染性疾病的紧急预防或治疗。

11. 疫苗是接种后能使机体对特定疾病产生免疫力的生物学制剂的总称。疫苗必须具备安全、有效和实用等基本条件。

12. 灭活疫苗又称死疫苗，是用物理或化学方法将病原微生物杀死而制成的制剂。死疫苗在机体内不能生长繁殖，无毒力恢复突变危险，稳定易保存，但对人体免疫作用弱，为获得强而持久的免疫力，需多次注射（2~3次），用量较大，接种反应亦大，如百日咳疫苗、霍乱疫苗、乙型脑炎疫苗、伤寒疫苗、狂犬疫苗等。

13. 减毒活疫苗又称活疫苗，是用人工变异或直接从自然界筛选出来的毒力高度减弱或基本无毒的活病原微生物制成的疫苗。活疫苗在机体可生长繁殖，故只需接种一次，用量较小，接种后不良反应亦小。缺点是稳定性较差，不易保存，有毒力恢复突变可能，故制备、鉴定及使用必须严格控制。免疫缺陷者和孕妇一般不宜接种活疫苗，如卡介苗、麻疹活疫苗、脊髓灰质炎活疫苗等。

14. 用 0.3%~0.4% 甲醛处理外毒素，使其失去毒性，保留免疫原性，即成类毒素，如白喉类毒素、破伤风类毒素等。其常与死疫苗混合使用，可制成白喉类毒素、破伤风类毒素及百日咳杆菌的联合疫苗。

15. 计划免疫是指根据某些特定传染病的疫情监测和人群免疫水平的分析，按照规定的免疫程序有计划地利用疫苗进行人群预防接种，以提高人群免疫水平，达到控制以至最终消灭相应传染病的目的。

16. 免疫治疗是针对疾病病因、病理及发生机制，根据免疫学原理，应用某些生物制剂药物、中药或其他免疫调节剂调整机体免疫功能，以达到治疗目的。

17. 主动免疫治疗是指给机体输入抗原（疫苗或免疫佐剂）来启动或增强机体免疫应答，使机体自身产生抵抗疾病的能力，以往主要用于传染病的防治。

18. 被动免疫治疗指给患者输入合适的免疫效应细胞或免疫效应分子，以弥补免疫功能的损伤或缺陷，适用于严重感染、免疫调节功能障碍或免疫缺陷病等患者。主要制剂包括人免疫球蛋白、抗体、细胞因子和过继免疫细胞等。

二、填空题

1. 免疫荧光技术，放射免疫测定法，酶免疫测定，发光免疫分析
2. 人工主动免疫，人工被动免疫
3. 灭活疫苗，减毒活疫苗，类毒素
4. 安全，有效，实用

三、选择题

（一）A 型题

    1~5　E A C E B　　　　　　6~9　C D E B

（二）B 型题

    1~4　C A D B

（三）C 型题

    1~2　B B　　　　　　3~4　A B　　　　　　5~6　A D

（四）K 型题

    1~3　D A C

（五）X 型题

    1~5　ABCD　ABCE　ABDE　ABCDE　ADE

四、判断题

    1~3　√ √ ×

五、简答题

1. 答：抗原抗体反应的原理：抗原与相对应的抗体之间所发生的特异性结合的反应。抗原抗体在体内结合，可发生吞噬、溶菌、杀菌、中和毒素等作用；抗原抗体在体外结合，在不同的实验条件下可出现凝集反应、沉淀反应、补体参与的反应等各种类型的反应。抗原抗体反应的特点：特异性；可见性与带现象；可逆性。

2. 答：①免疫物质是抗原，如疫苗、类毒素等。②免疫力出现时间较慢，1~4 周后出现。③免疫力维持时间较长。④主要应用于长远预防、计划免疫。

3. 答：①免疫物质是抗体、细胞因子等。②免疫力出现时间短，可立即生效。③免疫力维持时间较短，2~3 周。④主要应用于治疗、紧急预防。

下篇 病原生物学

第八章 病原生物学绪论 ▷▷▷

习 题

一、名词解释

1. 寄生（parasitism）
2. 中间宿主（intermediate host）
3. 正常微生物群（normal flora）
4. 感染（infection）
5. 消毒（disinfection）
6. 防腐（antisepsis）
7. 高压蒸汽灭菌法（sterilization by pressured steam）
8. 生物安全（biosecurity）

二、填空题

1. 巴斯德发明了_____法，用于牛奶等的消毒。

2. 根据生物学特性及致病性将微生物分为_____微生物、_____微生物和_____微生物三大类，病毒属于_____，螺旋体属于_____。

3. 原核细胞型微生物主要包括细菌、_____、_____、_____、和_____等种类。

4. 在寄生关系中，受益的一方称为_____，受损害的一方称为_____。

5. _____首先发现了青霉素，_____创用固体培养基，实现了细菌的分离培养。

三、选择题

（一）　A 型题

1. 下列描述的微生物特征中，不是所有微生物共同特征的一条是（　　）
   A. 体形微小
   B. 分布广泛
   C. 种类繁多
   D. 只能在活细胞内生长繁殖
2. 不属于原核细胞型微生物的是（　　）
   A. 细菌
   B. 病毒
   C. 支原体
   D. 衣原体
3. 属于真核细胞型微生物的是（　　）
   A. 螺旋体
   B. 立克次体
   C. 放线菌
   D. 真菌
4. 发明了可以观察到细菌的显微镜的是（　　）
   A. Leeuwenhoek
   B. Pasteur
   C. Koch
   D. Gram
5. 原核细胞型微生物区别于真核细胞型微生物的最根本特点是（　　）
   A. 单细胞结构
   B. 无性繁殖
   C. 有细胞壁
   D. 仅有原始核结构，无核膜、核仁等
6. 下列哪种不属于 1973 年以来发现的感染人类的新病原（　　）
   A. SARS 冠状病毒
   B. 幽门螺杆菌
   C. 伤寒杆菌
   D. 埃博拉病毒
7. 有完整细胞核的微生物是（　　）
   A. 真菌
   B. 放线菌
   C. 病毒
   D. 支原体
8. 灭菌是指（　　）
   A. 杀死物体上的病原微生物
   B. 杀灭物体上的所有微生物包括细菌的芽胞
   C. 抑制微生物生长繁殖
   D. 杀死细菌的芽胞
9. 对含糖或牛奶的培养基灭菌，应选用（　　）
   A. 煮沸法
   B. 巴氏消毒法
   C. 间歇蒸汽灭菌法
   D. 高压蒸汽灭菌法
10. 杀灭芽胞最常用和最有效的方法是（　　）
    A. 煮沸 5 分钟
    B. 巴氏消毒法
    C. 流通蒸汽消毒法
    D. 高压蒸汽灭菌法
11. 医疗废弃物应采用的处理方法是（　　）
    A. 烧灼法
    B. 焚烧法
    C. 紫外线照射
    D. 干烤法

12. 常用的碘酒浓度为（　　　）
    A. 1%　　　　　　　　　　B. 1.5%
    C. 3%　　　　　　　　　　D. 2.5%

13. 乙醇消毒剂常用的浓度是（　　　）
    A. 75%　　　　　　　　　　B. 95%
    C. 100%　　　　　　　　　D. 90%

14. 紫外线杀菌的机制是（　　　）
    A. 破坏细胞壁　　　　　　B. 干扰 DNA 的复制与转录
    C. 抑制蛋白质合成　　　　D. 破坏酶系统

15. 有"冷灭菌"之称的辐射灭菌法是（　　　）
    A. 红外线　　　　　　　　B. 紫外线
    C. 电离辐射　　　　　　　D. 微波

16. 高压蒸汽灭菌法通常在 103.4kPa 的压力下维持（　　　）
    A. 5 分钟　　　　　　　　B. 15~20 分钟
    C. 10 分钟　　　　　　　D. 30 分钟

17. 以下不可用于皮肤消毒的是（　　　）
    A. 70%的酒精　　　　　　B. 甲醛
    C. 红汞　　　　　　　　　D. 龙胆紫

18. 属于氧化剂类的消毒剂是（　　　）
    A. 高锰酸钾　　　　　　　B. 来苏尔
    C. 戊二醛　　　　　　　　D. 新洁尔灭

19. 防止细菌污染培养基宜采用（　　　）
    A. 消毒　　　　　　　　　B. 灭菌
    C. 防腐　　　　　　　　　D. 灭菌与无菌操作

20. 将牛乳加热 62℃30 分钟的目的是（　　　）
    A. 防腐　　　　　　　　　B. 消毒
    C. 灭菌　　　　　　　　　D. 保鲜

21. 保存细菌最好的方法是（　　　）
    A. 置于室温中　　　　　　B. 置于 4℃中
    C. 冰冻于−35℃以下　　　D. 冷冻真空干燥法

22. 低温（4℃）对一般细菌的作用是（　　　）
    A. 杀死细菌　　　　　　　B. 使毒力减弱
    C. 加速代谢　　　　　　　D. 使代谢减慢

23. 紫外线杀菌能力最强的波长是（　　　）
    A. 265~266nm　　　　　　B. 360~366nm
    C. 1000nm　　　　　　　D. 100nm

24. 消毒用硝酸银的常用浓度是（　　　）

A. 10%   B. 1%

C. 0.1%   D. 0.01%

25. 生石灰属于哪类化学性质消毒剂 （　　　）

    A. 酚类   B. 醇类

    C. 氧化剂   D. 酸碱类

26. 新生儿用 1%蛋白银滴眼是为了预防 （　　　）

    A. 淋球菌感染   B. 金黄色葡萄球菌感染

    C. 大肠杆菌感染   D. 溶血性链球菌感染

27. 至少应在哪种生物安全防护水平的实验室处理结核分枝杆菌 （　　　）

    A. BSL-1 实验室   B. BSL-2 实验室

    C. BSL-3 实验室   D. BSL-4 实验室

28. 菌群失调症是指 （　　　）

    A. 正常菌群的遗传特性明显改变

    B. 正常菌群的组成和数量发生明显改变

    C. 正常菌群的致病性明显改变

    D. 正常菌群的耐药性明显改变

（二）　B 型题

    A. 互利共生   B. 寄生

    C. 捕食   D. 拮抗

1. 瘤胃微生物与反刍动物间的关系是 （　　　）

2. 蛔虫与人类的共生关系是 （　　　）

    A. 白色念珠菌   B. 朊粒

    C. 沙眼衣原体   D. 流感病毒

3. 属于原核细胞型微生物的是 （　　　）

4. 属于真核细胞型微生物的是 （　　　）

    A. 幽门螺杆菌   B. 酵母菌

    C. 朊粒   D. 黄曲霉菌

5. 属于非细胞型微生物的是 （　　　）

6. 属于原核细胞型微生物的是 （　　　）

    A. 巴氏消毒法   B. 烧灼法

    C. 乙醇   D. 生石灰

7. 接种环消毒用 （　　　）

8. 患者的排泄物消毒用 （　　　）

9. 牛奶消毒用（　　　）

10. 皮肤消毒用（　　　）

　　A. 微波　　　　　　　　　　B. 超声波

　　C. 紫外线　　　　　　　　　D. 电离辐射

11. 用于手术室空气消毒的是（　　　）

12. 常用于大量一次性医疗塑料制品灭菌的是（　　　）

　　A. 消毒　　　　　　　　　　B. 灭菌

　　C. 防腐　　　　　　　　　　D. 无菌操作

13. 用 70% 的乙醇涂擦皮肤表面以杀死病原体的方法是（　　　）

14. 用甲醛溶液浸泡尸体是为了（　　　）

15. 防止微生物污染物品的操作技术是（　　　）

（三）C 型题

　　A. 外源性感染　　　　　　　B. 内源性感染

　　C. 两者都是　　　　　　　　D. 两者都不是

1. 多因机会致病性病原体导致的感染是（　　　）

2. 由外环境入侵的病原体导致的感染是（　　　）

　　A. 放线菌　　　　　　　　　B. 细菌

　　C. 两者都是　　　　　　　　D. 两者都不是

3. 细胞核为原始裸核的微生物是（　　　）

4. 仅含有一种核酸的微生物是（　　　）

　　A. 滤过除菌法　　　　　　　B. 冷冻真空干燥法

　　C. 两者都是　　　　　　　　D. 两者都不是

5. 保存菌种最好的方法是（　　　）

6. 可用于血清制品消毒的方法是（　　　）

　　A. 氯　　　　　　　　　　　B. 漂白粉

　　C. 两者都是　　　　　　　　D. 两者都不是

7. 用于厕所、排泄物消毒的是（　　　）

8. 用于饮水消毒的是（　　　）

（四）K 型题

　　A. ①+②+③　　　　　　　　B. ①+③　　　　　　　　　C. ②+④

D. ④   E. ①+②+③+④

1. 属于原核细胞型微生物的是（   ）
   ①白色葡萄球菌   ②伤寒杆菌
   ③肺炎支原体   ④白色念珠菌

2. 属于非细胞型微生物的是（   ）
   ①链球菌   ②脊髓灰质炎病毒
   ③肺炎支原体   ④朊粒

3. 引起人体微生态系失衡的原因有（   ）
   ①菌群更替   ②菌群易位
   ③宿主免疫力下降   ④免疫缺陷状态

4. 感染的影响因素包括（   ）
   ①病原体的致病性   ②病原体的数量
   ③宿主免疫力   ④环境

5. 德国科学家 Koch 的主要贡献有（   ）
   ①发现结核杆菌   ②发明显微镜
   ③提出 Koch 公设   ④开创免疫血清疗法

（五） X 型题

1. 在微生物学发展史上做出重要贡献的科学家及其所做出的贡献，下列哪项叙述是正确的（   ）
   A. Pasteur 首次研制出狂犬病疫苗
   B. 伊凡诺夫斯基发现烟草花叶病毒
   C. Jenner 创立了无菌外科手术法
   D. Koch 先后分离出炭疽杆菌、结核杆菌和霍乱弧菌

2. 关于紫外线，下述正确的是（   ）
   A. 能干扰 DNA 合成   B. 常用于空气、物品表面消毒
   C. 对眼和皮肤有刺激作用   D. 穿透力强

3. 关于正常菌群的叙述，正确的是（   ）
   A. 正常菌群、宿主与外界环境间应维持动态平衡
   B. 一般情况下正常菌群对人体有益无害
   C. 口腔中的正常菌群主要为厌氧菌
   D. 肠道正常菌群随饮食种类的变化而变化

4. 可以引起隐性感染的有关因素有（   ）
   A. 机体免疫力较强   B. 病原菌的毒力较弱
   C. 侵入的病原菌数量较少   D. 病原菌侵入的途径有误

5. 正常菌群的有益作用有（   ）
   A. 生物拮抗   B. 营养作用

  C. 免疫作用   D. 抗衰老作用

6. 影响病原生物控制的因素包括（   ）

  A. 病原生物的种类和数量   B. 控制方法、强度及作用时间

  C. 消毒物品的性状   D. 消毒环境的温度、湿度及酸碱度等

7. 关于具有抗病原生物作用的中药，描述错误的是（   ）

  A. 口服时毒性通常较低   B. 其作用具有特异性

  C. 过敏反应少   D. 对病毒没有抑制作用

四、判断题

1. 同一温度下，干热灭菌法比湿热灭菌法效果好。（   ）

2. 经过消毒的物品是无菌的。（   ）

3. 在任何条件下，正常微生物群都不会对人体致病。（   ）

4. 螺旋体没有细胞结构。（   ）

5. 病毒只能在活细胞内增殖。（   ）

6. 无菌操作是指在无菌室进行操作的方法。（   ）

7. 消毒剂浓度越高，杀菌作用越好。（   ）

8. 危害程度为第一、二类的病原生物为高致病性病原生物。（   ）

9. 高温和低温均可杀菌。（   ）

10. 滤过除菌法可以除去细菌、支原体等微生物。（   ）

五、简答题

1. 简述非细胞型微生物的主要特点。

2. 湿热法和干热法比较，哪种杀菌能力强？为什么？

3. 简述人体正常微生物群的生理意义。

六、综合分析题

  患者，男，32岁，腹泻3~4次/天，粪便外观为稀便，大便常规可见少量白细胞和脓细胞，潜血（+）。涂片检查细菌总数明显减少，可见 G^- 杆菌（拟杆菌、大肠杆菌）较正常增多，G^+ 杆菌减少，出现较多 G^+ 球菌，杆球比例倒置。

  1. 患者粪便检查结果提示出现了哪种临床表现？

  2. 引起该症的原因有哪些？应如何避免？

参考答案

一、名词解释

1. 寄生指两种生物生活在一起，一方从另一方获益，并使对方受损的现象。

2. 中间宿主指寄生物幼虫或无性生殖阶段所寄生的宿主。

3. 正常微生物群指存在于人体表和体内的微生物，参与人体的代谢、体内环境的稳态调节及免疫系统的构建，是正常人体不可或缺的部分，组成微生态系。

4. 感染指病原生物与宿主免疫系统间相互作用所引起的病理生理变化。

5. 消毒指杀灭物体上的病原生物的方法，不一定能杀灭细菌芽胞和非病原生物。

6. 防腐指抑制病原生物生长繁殖、防止物品腐败变质的方法。

7. 高压蒸汽灭菌法指在密闭的耐压容器内，利用水蒸气形成超过大气压的压力与超过 100℃ 的高温进行灭菌的方法。

8. 生物安全指避免危险生物因子造成实验室人员伤害，或避免危险生物因子污染环境、危害公众的综合措施。

二、填空题

1. 巴氏消毒

2. 非细胞型，原核细胞型，真核细胞型，非细胞型，原核细胞型

3. 放线菌，支原体，衣原体，螺旋体，立克次体

4. 寄生物，宿主

5. Fleming（弗莱明），Koch（科赫）

三、选择题

（一） A 型题

| 1~5 | D B D A D | 6~10 | C A B C D | 11~15 | B D A B C |
| 16~20 | B B A D B | 21~25 | D D A B D | 26~28 | A C B |

（二） B 型题

| 1~5 | A B C A C | 6~10 | A B D A C | 11~15 | C D A C D |

（三） C 型题

| 1~2 | B A | 3~4 | C D | 5~6 | B A |
| 7~8 | B C | | | | |

（四） K 型题

1~5　A C E E B

（五） X 型题

1~5　ABD ABC ABCD ABC ABCD　　　　6~7　ABCD BD

四、判断题

1~5　××××√　　　　　　6~10　××√××

五、简答题

1. 答：特点：①体积极小，无细胞构造，主要成分仅为核酸和蛋白质。②核酸类型单一，DNA 或 RNA。③无自主代谢，增殖依赖于宿主细胞。④具有感染性。

2. 答：湿热法的杀菌能力较干热法强。

原因：①菌体蛋白在湿热中易于凝固，蛋白质凝固所需的温度与其含水量有关，含水量愈大，发生凝固所需的温度愈低，湿热中，菌体蛋白质吸收了水分，因此较同一温度的干热更易凝固。②蒸汽中存在潜热，蒸汽接触物品后转变为液态，释放出潜热，使物品的温度迅速提高。③湿热的穿透力比干热大，可使物品深部也达到灭菌温度。

3. 答：①生物拮抗，指分布在皮肤黏膜的正常微生物群拮抗外源病原生物的生物屏障作用。②营养作用，指位于人体消化道的正常微生物群有的能合成维生素 B_2、维生素 B_{12}、维生素 K、烟酸等供人体利用，有的能帮助食物的消化和吸收。③免疫作用，指正常微生物群作为免疫诱导物质，可刺激机体免疫系统产生对病原菌有抑制作用的免疫产物。④抗衰老作用，儿童和青少年阶段有益的双歧杆菌、乳杆菌较多，与老年人肠道菌群的构成及数量不同。⑤抗肿瘤作用，正常菌群可通过降解某些致癌物和促进免疫而抑制肿瘤。

六、综合分析题

答：

1. 菌群失调症。肠道菌群的种类、数量、比例出现了较大幅度的改变。

2. 菌群失调的常见诱因主要是使用抗生素、同位素、激素，患有慢性消耗性疾病时肠道、呼吸道、泌尿生殖道的功能失常也是重要原因。滥用抗生素可导致耐药菌株增多，或过度杀灭机体的正常菌群，导致抗生素不敏感的真菌和厌氧菌得以大量繁殖，造成菌群失调症。

预防菌群失调症的关键在于合理使用抗生素，避免滥用或长期使用，可用可不用者不用，可用窄谱则不用广谱。对年老体弱、慢性消耗性疾病者，使用抗生素或者激素时，要严格掌握适应证，最好能做药物敏感试验，选择最敏感的抗生素。另外，在使用抗生素的同时可口服乳酶生、维生素 B 族及维生素 C 等预防肠道菌群失调。

第九章 细菌学总论 ▷▷▷▷

习 题

一、名词解释

1. 质粒（plasmid）

2. 芽胞（spore）

3. 热原质（pyrogen）

4. 转化（transformation）

5. 菌血症（bacteremia）

6. 败血症（septicemia）

7. 脓毒血症（pyemia）

二、填空题

1. 革兰阳性菌细胞壁肽聚糖由聚糖骨架、_____和_____三部分组成。

2. 细菌的特殊结构包括_____、_____、菌毛和_____。

3. 细菌在液体培养基中的生长表现有菌膜生长、_____生长和_____生长。

4. 根据鞭毛的数量和部位，可将有鞭毛的细菌分为_____、_____、_____和_____。

5. 医院感染的来源有_____、_____和_____。

三、选择题

（一）A 型题

1. 细菌的测量单位是（　　）

    A. nm
    B. μm

    C. mm
    D. cm

2. 下列结构与细菌 L 型的形成有关的是（　　）

    A. 中介体
    B. 细胞膜

    C. 细胞壁
    D. 细胞质

3. 细菌的质粒是细胞质中的 （　　　）
    A. 单股环状闭合的 RNA
    B. 单股环状闭合的 DNA
    C. 双股环状闭合的 RNA
    D. 双股环状闭合的 DNA

4. 下列细菌中，属于专性需氧菌的是 （　　　）
    A. 结核分枝杆菌
    B. 伤寒沙门菌
    C. 炭疽芽胞杆菌
    D. 大肠杆菌

5. 必须用电子显微镜观察的细菌结构是 （　　　）
    A. 荚膜
    B. 鞭毛
    C. 菌毛
    D. 芽胞

6. 细菌形态学检查中最常用的染色方法是 （　　　）
    A. 美兰单染色法
    B. 革兰染色法
    C. 齐-尼染色法
    D. 印度墨汁染色法

7. 大多数细菌在适宜生长条件下培养时，出现典型形态所需时间一般是 （　　　）
    A. 1～4h
    B. 4～8h
    C. 8～18h
    D. 18～24h

8. 下列繁殖速度较慢的细菌是 （　　　）
    A. 大肠埃希菌
    B. 结核分枝杆菌
    C. 脑膜炎奈瑟菌
    D. 霍乱弧菌

9. 大多数病原菌的最适生长温度为 （　　　）
    A. 10℃
    B. 28℃
    C. 37℃
    D. 45℃

10. 大多数病原菌最适生长 pH 为 （　　　）
    A. 4.5～5.5
    B. 6.5～6.8
    C. 7.2～7.6
    D. 8.4～9.2

11. 注入人体或动物体内可引起发热反应的菌体物质是 （　　　）
    A. 侵袭性酶
    B. 细菌素
    C. 抗生素
    D. 热原质

12. 适合大多数普通细菌生长，含有细菌主要营养成分的是 （　　　）
    A. 基础培养基
    B. 营养培养基
    C. 鉴别培养基
    D. 厌氧培养基

13. 用有毒牛型结核杆菌制备 BCG 属于 （　　　）
    A. 形态变异
    B. 菌落变异
    C. 毒力变异
    D. 耐药性变异

14. 普遍性转导转移的基因包括 （　　　）
    A. 染色体及质粒上的基因
    B. 染色体上任何部位的基因
    C. 染色体上特定部位的基因
    D. 噬菌体基因

15. 能引起内毒素性休克的细菌成分是 （　　　）

    A. 肽聚糖   B. 磷壁酸

    C. LPS   D. 鞭毛

16. 内毒素不具有的毒性作用是 （　　　）

    A. 食物中毒   B. 发热

    C. DIC   D. 白细胞反应

17. 下列关于细菌的外毒素特性的叙述错误的是 （　　　）

    A. 化学成分是蛋白质   B. 毒性部分是脂质 A

    C. 毒性作用有选择性   D. 经甲醛作用可脱毒制成类毒素

18. 关于细菌耐药机制，下述叙述错误的是 （　　　）

    A. R 质粒是携带耐药基因的质粒

    B. 染色体突变可导致耐药

    C. 质粒编码的耐药通常是多药耐药

    D. 耐药基因极少通过接合转移

19. 革兰染色所用染液的顺序是 （　　　）

    A. 稀释复红→碘液→乙醇→结晶紫

    B. 结晶紫→乙醇→碘液→稀释复红

    C. 结晶紫→碘液→乙醇→稀释复红

    D. 稀释复红→结晶紫→碘液→乙醇

20. 属于 G⁻菌细胞壁特有组成的是 （　　　）

    A. 肽聚糖   B. 外膜

    C. 中介体   D. 磷壁酸

21. 不符合菌落的描述是 （　　　）

    A. 肉眼可见   B. 是细菌在液体培养基中的生长表现

    C. 可分为 S、R 和 M 型菌落   D. 一个菌落是由一个细菌繁殖形成的

22. 大肠杆菌"IMViC"试验的结果是 （　　　）

    A. --++   B. -+-+

    C. ++--   D. +-+-

23. 液体培养基主要用于 （　　　）

    A. 分离单个菌落   B. 增菌

    C. 计数细菌   D. 观察细菌的动力

24. 不属于细菌代谢产物的是 （　　　）

    A. 色素   B. 毒素

    C. 热原质   D. 抗毒素

25. 半固体培养基主要用于 （　　　）

    A. 观察细菌的动力   B. 观察细菌的黏附力

    C. 观察细菌的菌落形态   D. 观察细菌的繁殖

（二）　B型题

　　A. 磷壁酸　　　　　　　　　B. 脂多糖
　　C. 肽聚糖　　　　　　　　　D. 外膜

1. 革兰阳性菌与革兰阴性菌细胞壁共有的成分是（　　）
2. 革兰阳性菌细胞壁特有的成分是（　　）
3. 革兰阴性菌细胞壁的毒性成分是（　　）

　　A. 破坏肽聚糖骨架　　　　　　B. 抑制肽链交联
　　C. 干扰细菌 DNA 的分裂　　　　D. 干扰细菌蛋白质的合成

4. 溶菌酶溶菌作用的机制是（　　）
5. 青霉素杀菌作用的机制是（　　）
6. 链霉素杀菌作用的机制是（　　）

　　A. 质粒　　　　　　　　　　　B. 中介体
　　C. 胞质颗粒　　　　　　　　　D. 细胞壁

7. 与革兰染色性有关的细菌结构是（　　）
8. 类似于真核细胞线粒体的细菌结构是（　　）
9. 属于细菌遗传物质的细菌结构是（　　）

　　A. 紫色　　　　　　　　　　　B. 红色
　　C. 黄色　　　　　　　　　　　D. 绿色

10. 革兰阴性菌进行革兰染色后镜下为（　　）
11. 革兰阳性菌进行革兰染色后镜下为（　　）

　　A. 迟缓期　　　　　　　　　　B. 对数生长期
　　C. 稳定期　　　　　　　　　　D. 衰亡期

12. 细菌代谢产物的收获期是（　　）
13. 研究细菌生理、传代的最佳时期是（　　）
14. 细菌的形态发生显著改变多在（　　）
15. 细菌分裂繁殖最快的时期是（　　）

　　A. F 质粒　　　　　　　　　　B. R 质粒
　　C. Vi 质粒　　　　　　　　　　D. Col 质粒

16. 编码细菌性菌毛的质粒是（　　）
17. 编码细菌耐药性的质粒称为（　　）
18. 编码细菌毒力的质粒是（　　）

A. 转化   B. 接合

C. 转导   D. 溶原性转换

19. 质粒在活细菌间的转移方式主要是（   ）

20. 白喉棒状杆菌染色体上整合 β-棒状噬菌体基因后，获得产生白喉外毒素的能力，这种基因转移方式属于（   ）

A. 毒血症   B. 菌血症

C. 败血症   D. 脓毒血症

21. 细菌产生的外毒素入血并经血循环到达易感组织和细胞，引起特殊的毒性症状，称为（   ）

22. 致病菌侵入血流后，在血中大量繁殖并产生毒性产物，引起全身性中毒症状，称为（   ）

A. 普通琼脂平板   B. 血琼脂平板

C. SS 琼脂培养基   D. 庖肉培养基

23. 培养链球菌常用（   ）

24. 用于培养厌氧性细菌的是（   ）

25. 分离培养肠道细菌常用（   ）

（三） C 型题

A. 内毒素   B. 外毒素

C. 两者都是   D. 两者都不是

1. 化学性质为蛋白质的是（   ）

2. 没有毒性作用的是（   ）

3. 当细菌死亡裂解后才释放出来的是（   ）

A. 隐性感染   B. 显性感染

C. 两者都是   D. 两者都不是

4. 感染后不出现或出现不明显临床症状的是（   ）

5. 感染后可使机体获得特异性免疫保护的是（   ）

A. 芽胞   B. 鞭毛

C. 两者都是   D. 两者都不是

6. 细菌的运动器官是（   ）

7. 细菌的休眠形式是（   ）

8. 高压蒸汽灭菌法可杀灭的是（   ）

A. 核质   B. 质粒

C. 两者都是   D. 两者都不是

9. 可自行丢失或经人工处理而消失的是（　　　）

10. 细菌的遗传物质是（　　　）

A. 脂质   B. 核心多糖

C. 两者都是   D. 两者都不是

11. 为脂多糖组成部分的是（　　　）

12. 内毒素的毒性和生物学活性主要部位是（　　　）

A. 混浊生长   B. 沉淀生长

C. 两者都是   D. 两者都不是

13. 枯草杆菌在液体培养基上的生长表现是（　　　）

14. 链球菌在液体培养基上的生长表现是（　　　）

A. 伤寒杆菌   B. 大肠杆菌

C. 两者都是   D. 两者都不是

15. 能发酵葡萄糖的是（　　　）

16. 能分解乳糖的是（　　　）

A. 毒性噬菌体   B. 温和性噬菌体

C. 两者都是   D. 两者都不是

17. 释放过程使宿主菌裂解的是（　　　）

18. 使细菌发生溶原性转换的是（　　　）

（四） K 型题

A. ①+②+③   B. ①+③   C. ②+④

D. ④   E. ①+②+③+④

1. 属于兼性厌氧菌的是（　　　）

①金黄色葡萄球菌   ②伤寒沙门菌

③大肠杆菌   ④结核分枝杆菌

2. 细菌的基本结构包括（　　　）

①细胞壁   ②细胞膜

③细胞质   ④核质

3. 革兰阴性菌细胞壁肽聚糖的组成是（　　　）

①聚糖骨架   ②五肽交联桥

③四肽侧链   ④磷壁酸

4. 细菌生长繁殖所需的营养物质有 （　　　）
　　①碳源　　　　　　　　　　②氮源
　　③无机盐　　　　　　　　　④生长因子

5. 细菌合成代谢的产物有 （　　　）
　　①侵袭性酶　　　　　　　　②色素
　　③维生素　　　　　　　　　④毒素

（五）　X 型题

1. 细胞壁的主要功能包括 （　　　）
　　A. 维持细菌固有外形　　　　B. 呼吸和分泌作用
　　C. 保护细菌抵抗低渗外环境　D. 决定细菌的免疫原性

2. 细胞膜的主要功能包括 （　　　）
　　A. 物质转运作用　　　　　　B. 呼吸和分泌作用
　　C. 生物合成作用　　　　　　D. 参与细菌的分裂

3. 下列属于细菌特殊结构的是 （　　　）
　　A. 荚膜　　　　　　　　　　B. 核糖体
　　C. 中介体　　　　　　　　　D. 鞭毛

4. 关于芽胞的叙述正确的是 （　　　）
　　A. 一般在机体外才能形成芽胞
　　B. 产生芽胞的细菌一般为革兰阳性菌
　　C. 芽胞是细菌的繁殖方式
　　D. 应以杀死芽胞作为消毒灭菌是否彻底的指标

5. 细菌芽胞的特点主要包括 （　　　）
　　A. 芽胞的大小、位置、形态可用于鉴别细菌
　　B. 芽胞是所有细菌生活周期中的一种生命形式
　　C. 一个繁殖体只能形成一个芽胞
　　D. 芽胞一旦污染周围环境，其传染性可保持多年

6. 下列属于细菌合成代谢产物的是 （　　　）
　　A. 热原质　　　　　　　　　B. 色素
　　C. 维生素　　　　　　　　　D. 细菌素

7. 细菌的基因转移与重组的方式有 （　　　）
　　A. 转化　　　　　　　　　　B. 接合
　　C. 转导　　　　　　　　　　D. 溶原性转换

8. 下列与细菌侵袭力有关的是 （　　　）
　　A. 芽胞　　　　　　　　　　B. 荚膜
　　C. 菌毛　　　　　　　　　　D. 核糖体

9. 全身感染在临床上的常见类型主要有 （　　　）

A. 毒血症　　　　　　　　B. 菌血症

C. 败血症　　　　　　　　D. 脓毒血症

10. 关于菌毛的叙述正确的是（　　）

A. 多见于革兰阴性菌　　　B. 分为普通菌毛和性菌毛

C. 用普通显微镜不能观察到　D. 是细菌的运动器官

四、判断题

1. 细菌的繁殖方式为无性二分裂繁殖。（　　）

2. 芽胞可作为消毒灭菌是否彻底的指标。（　　）

3. 普通光学显微镜能看清细菌的形态，观察细菌最佳放大倍数是 400。（　　）

4. 芽胞可繁殖为多个细菌。（　　）

5. 大多数病原菌属于自养菌。（　　）

6. 硫化氢是细菌合成代谢产物。（　　）

7. 半固态培养基可用于鉴别细菌的动力。（　　）

8. 细菌在缺乏氧气的条件下不能生存。（　　）

9. 医院内感染都是外源性感染。（　　）

10. 病原体的半数感染量越大，其毒力越强。（　　）

11. 经灭菌处理过的物品不含热原质。（　　）

12. 潜伏感染的病原体不会引起临床症状。（　　）

五、简答题

1. 简述荚膜的主要功能。

2. 简述人工培养细菌的意义。

3. 简述质粒的基本特征。

4. 细菌水平传播的主要途径有哪些？

5. 简述外毒素的主要特性。

6. 简述内毒素的主要特征。

7. 简述标本的采集与送检的原则。

六、综合分析题

患者，男，23 岁，右踇指跌伤化脓数天，畏寒发热两天。入院前曾用酒精烧灼的小刀自行切开引流，入院前两天即感畏寒发热，局部疼痛加剧，精神萎靡。

体格检查：体温 39.5℃，脉搏 130 次/分，呼吸 40 次/分，血压 80/50mmHg，急性病容，神志模糊，心跳快，律齐。双肺（−），腹软，肝脾未扪及。全身皮肤有多处瘀斑，右小腿下部发红肿胀，有压痛。

实验室检查：白细胞 20×10^9/L，分类计数：嗜中性粒细胞 75%，单核细胞 2%，淋巴细胞 23%。足部脓液检查见大量革兰染色阳性链球菌和葡萄球菌，血培养葡萄球菌

（+）。

1. 患者有哪种类型的全身性感染？有哪些判断依据？

2. 该种感染是如何发生的？

3. 如感染进一步加重，还可能出现哪一种类型的全身性感染？

参考答案

一、名词解释

1. 质粒是细菌染色体以外的遗传物质，可独立复制，传给下一代，也可通过接合、转导等方式传递给其他细菌，还可自行丢失或经人工处理而消失。与细菌的遗传变异密切相关。

2. 芽胞是某些细菌在不适合其生长的条件下，细胞质脱水浓缩形成的圆形或卵圆形小体，是细菌的一种休眠形式。

3. 热原质指注入人体或动物体内可引起发热反应的物质，多为革兰阴性菌细胞壁的脂多糖成分。

4. 转化指受体菌直接摄取供体菌裂解释放的 DNA 片段，而获得新的遗传性状的过程。

5. 菌血症指致病菌由局部侵入血流，不在血中繁殖，只是短暂的一过性通过血循环到达适宜部位后再繁殖。如伤寒早期的菌血症期。

6. 败血症指致病菌侵入血液后，在血中大量繁殖并产生毒性产物，引起全身中毒症状，如高热、皮肤和黏膜瘀斑、肝脾肿大等。

7. 脓毒血症指化脓性细菌侵入血液后，在血中大量繁殖、产生毒素，并通过血流扩散至其他组织器官，引起新的化脓性病灶。如金黄色葡萄球菌引起的脓毒血症常导致肝脓肿、肾脓肿。

二、填空题

1. 四肽侧链，五肽交联桥

2. 荚膜，鞭毛，芽胞

3. 混浊，沉淀

4. 单毛菌，双毛菌，丛毛菌，周毛菌

5. 交叉感染，内源性感染，医源性感染

三、选择题

（一） A 型题

1~5　B C D A C　　　　6~10　B C B C C　　　11~15　D A C B C

16~20　A B D C B　　　21~25　B C B D A

（二）B 型题

1~5　C A B A B　　　　　　6~10　D D B A B　　　　　11~15　A C B D B

16~20　A B C B D　　　　　21~25　A C B D C

（三）C 型题

1~5　B D A A C　　　　　　6~10　B A C B C

11~15　C A D B C　　　　　16~18　B A B

（四）K 型题

1~5　A E B E E

（五）X 型题

1~5　ACD ABCD AD ABD ACD

6~10　ABCD ABCD BC ABCD ABC

四、判断题

1~5　√√×××　　　　　　6~10　×√×××　　　　　11~12　××

五、简答题

1. 答：①抗吞噬抗消化作用：荚膜具有抵抗宿主吞噬细胞的吞噬和消化作用，是病原菌重要的毒力因子。②黏附作用：荚膜多糖可使细菌黏附于组织细胞或无生命物体表面，是引起感染的重要因素。③抗免疫分子及药物的损伤作用：荚膜能保护菌体避免及减少补体、溶菌酶和抗菌药物等有害物质的损伤作用，增强细菌的侵袭力。此外，荚膜还有抗干燥作用。失去荚膜的细菌，致病力也会减弱或消失。

2. 答：①鉴定与研究细菌：通过细菌的人工培养可对细菌进行种属的鉴定，还可进行生物学性状、生理、遗传变异、致病性和耐药性等诸多方面的研究。②诊断与治疗感染性疾病：临床上感染性疾病最可靠的诊断依据是通过细菌的人工培养，从病检材料中分离出病原菌。经药物敏感试验选择有效抗菌药物对患者进行合理的治疗。③制备生物制品：通过细菌的人工培养，分离所得的纯菌可制备诊断菌液、菌苗、类毒素、免疫血清及抗毒素等生物制品。④在基因工程中的应用：由于细菌结构简单、易培养、繁殖快等特点，故常将其作为工程菌生产基因工程产品，可以大大降低成本。将带有外源性基因的重组 DNA 转化给受体菌，使其接受目的基因后大量表达制备胰岛素、干扰素、乙型肝炎疫苗等。

3. 答：①质粒具有自我复制的能力，一个质粒是一个复制子。②质粒 DNA 所编码的产物能赋予细菌某些特定的性状，如致育性、耐药性、致病性等。③质粒不是细菌生长繁殖必需的物质，可自行丢失或经人工处理（如高温、紫外线、溴化乙啶等）而消除。随着质粒的丢失和消除，质粒所赋予细菌的性状也随之消失。④质粒可从一个细菌转移至另一个细菌，其携带的性状也随之转移。⑤质粒有相容性和不相容性。

4. 答：①经呼吸道感染：通过吸入污染致病菌的飞沫或气溶胶等感染，引起肺结核、百日咳等。②经消化道感染：大多由摄入被病原菌污染的饮水、食物所致，引起细菌性食物中毒、细菌性痢疾、霍乱等胃肠道传染病。③经皮肤、黏膜感染：皮肤、黏膜的破损可被化脓菌等多种致病菌直接或间接感染，引起伤口化脓、破伤风等。④经泌尿生殖道感染：如淋病奈瑟菌等可通过性接触等直接或间接接触方式传播等。⑤节肢动物叮咬感染：有些感染是由吸血的昆虫传播的，如人类鼠疫由鼠蚤传播。此外，输注污染病原体的血液或血制品也可引起感染；结核分枝杆菌、炭疽芽胞杆菌等可经呼吸道、消化道、皮肤创伤等多种途径传播。

5. 答：①属蛋白质，不耐热，一般加热至 58~60℃经 1~2 小时可被破坏。②毒性强，如肉毒梭菌产生的肉毒毒素的毒性比氰化钾强 1 万倍。③对组织器官具有选择性毒性作用，引起特殊的临床症状。④抗原性强，且可经 0.3%~0.4%甲醛溶液脱毒成无毒性但具免疫原性的类毒素（toxoid）。

6. 答：①属脂多糖，为菌体细胞壁组分，细菌裂解后释放。②耐热，160℃经 2~4 小时才被破坏。③毒性作用大致相同，引起发热、白细胞反应、内毒素血症和内毒素休克、弥散性血管内凝血（DIC）等。④抗原性较弱，不能经甲醛溶液脱毒制成类毒素。

7. 答：①尽可能在疾病早期及使用抗菌药物之前采集。②根据致病菌在患者不同病期的体内分布和排出部位，采集相应的标本，如伤寒患者在病程 1~2 周内取血液，2~3 周取粪便。③严格无菌操作，避免被杂菌污染。④采集的标本需尽快送检。大多数细菌可冷藏运送，但不耐寒冷的淋病奈瑟菌等要保暖。⑤血清学检查需采集感染早期和恢复期双份血液，分离血清。⑥标本做好标记，详细准确填写化验单。

六、综合分析题

答：

1. 败血症。判断依据：外伤感染史；临床症状见高热、心跳呼吸加快、皮肤瘀斑，神志不清；实验室检查白细胞增多，血中查见葡萄球菌。

2. 败血症是由于病原菌侵入血循环，并在血中生长繁殖，产生毒素而发生急性全身性感染。

3. 败血症如未迅速控制，可发展为脓毒血症。由原发感染部位向身体其他部位发展，引起转移性脓肿。

第十章　常见致病细菌 ▷▷▷

习　题

一、名词解释

1. 葡萄球菌 A 蛋白（staphylococcal protein A，SPA）
2. 血浆凝固酶（plasma coagulase）
3. 致热外毒素（pyrogenic extoxin）
4. 肥达试验（widal test）
5. 大肠菌群（coli group）

二、填空题

1. 引起腹泻的大肠埃希菌主要有五种血清型：_____、_____、_____、_____和_____。
2. 在我国细菌性痢疾常见的病原菌为_____和_____。
3. 志贺毒素主要有_____、_____和_____三种生物学活性。
4. 厌氧性细菌可分为_____和_____两大类。
5. 引起破伤风的主要致病物质是_____。
6. 目前使用的结核菌素有_____和_____两种。
7. 人类炭疽病主要有_____、_____和_____三种类型，其中最常见的一类是_____。
8. 我国发现的立克次体病主要有_____、_____和_____等。

三、选择题

（一）　A 型题

1. 对金黄色葡萄球菌致病性具有重要鉴定意义的指标是（　　）
   A. 菌落特点　　　　　　　B. 发酵葡萄糖
   C. 革兰染色镜检　　　　　D. 血浆凝固酶
2. SPA 能与下列哪一项非特异性结合（　　）

A. 人 IgA 的 Fc 段　　　　B. 人 IgG 的 Fc 段

C. 人 IgM 的 Fc 段　　　　D. 人 IgE 的 Fc 段

3. 链球菌分群的依据是（　　）

A. C 多糖抗原　　　　B. T 蛋白

C. M 蛋白　　　　D. 溶血毒素

4. 对人泌尿生殖道黏膜柱状上皮细胞具有特异性黏附作用的是（　　）

A. 脑膜炎球菌　　　　B. 大肠杆菌

C. 痢疾杆菌　　　　D. 淋病奈瑟菌

5. 鉴别致病性和非致病性肠道杆菌的主要依据是（　　）

A. 革兰染色　　　　B. 生化反应

C. 特殊结构观察　　　　D. 动物实验

6. 沙门菌对乳糖发酵反应的结果是（　　）

A. 产酸不产气　　　　B. 产气不产酸

C. 产酸又产气　　　　D. 不产酸不产气

7. 关于葡萄球菌属，说法正确的是（　　）

A. 对理化因子抵抗力强　　　　B. 干燥情况下仅能生存数分钟

C. 对酸性染料敏感　　　　D. 极少耐药

8. 关于链球菌属，说法错误的是（　　）

A. 广泛分布于自然界及人鼻咽部

B. 可引起风湿热，肾小球肾炎等超敏反应性疾病

C. 广泛分布于消化道和泌尿生殖道中

D. 可引起化脓性炎症

9. 下列物质中，不属于链球菌属致病物质的是（　　）

A. 链球菌溶素　　　　B. 致热外毒素

C. 肠毒素　　　　D. 透明质酸酶

10. 关于奈瑟菌属，说法正确的是（　　）

A. 革兰阳性双球菌　　　　B. 有鞭毛

C. 无芽胞　　　　D. 厌氧性

11. 我国最常见致病的脑膜炎奈瑟菌血清群是（　　）

A. A 群　　　　B. B 群

C. C 群　　　　D. D 群

12. 关于淋病奈瑟菌防治正确的是（　　）

A. 目前已有有效的疫苗进行特异性预防

B. 如母亲无淋病，新生儿无须预防淋菌性结膜炎

C. 性教育宣传是重要环节

D. 近年来耐药菌株逐渐减少

13. 透明质酸酶可以（　　）

  A. 促进细菌在体内扩散　　　　B. 由金黄色葡萄球菌产生

  C. 增强细菌抗吞噬能力　　　　D. 与 IgG 抗体的 Fc 段非特异性结合

14. 抗"O"试验原理是（　　　）

  A. 沉淀反应　　　　　　　　　B. 凝集反应

  C. 补体结合反应　　　　　　　D. 毒素与抗毒素中和反应

15. 衣原体可引起（　　　）

  A. 恙虫病　　　　　　　　　　B. 钩体病

  C. 新生儿脓漏眼　　　　　　　D. 沙眼

16. 下列细菌中，属于奈瑟菌属的是（　　　）

  A. 淋球菌　　　　　　　　　　B. 链球菌

  C. 军团菌　　　　　　　　　　D. 肺炎球菌

17. 风湿热的辅助诊断方法是（　　　）

  A. 胆汁溶菌试验　　　　　　　B. OT 试验

  C. 肥达反应　　　　　　　　　D. 抗"O"试验

18. 人体结核病最常见的是（　　　）

  A. 淋巴结核　　　　　　　　　B. 肠结核

  C. 肾结核　　　　　　　　　　D. 肺结核

19. 关于肠道致病菌的主要特征，错误的是（　　　）

  A. 革兰阴性中等大小杆菌　　　B. 兼性厌氧

  C. 可用免疫血清鉴定　　　　　D. 在 SS 琼脂平板上形成红色菌落

20. 既能产生内毒素，又能产生外毒素的细菌是（　　　）

  A. 结核杆菌　　　　　　　　　B. 白喉杆菌

  C. 痢疾志贺菌　　　　　　　　D. 脑膜炎球菌

21. 志贺菌引起中毒性菌痢的主要致病物质是（　　　）

  A. 痉挛毒素　　　　　　　　　B. 肠毒素

  C. 溶血毒素　　　　　　　　　D. 内毒素

22. 决定志贺菌分类的抗原是（　　　）

  A. H 抗原　　　　　　　　　　B. O 抗原

  C. K 抗原　　　　　　　　　　D. Vi 抗原

23. 患肠热症第一周进行细菌分离培养应取的标本是（　　　）

  A. 血液　　　　　　　　　　　B. 粪便

  C. 尿液　　　　　　　　　　　D. 胆汁

24. 伤寒病后带菌者的细菌存留部位通常是（　　　）

  A. 肠系膜淋巴结　　　　　　　B. 肾脏

  C. 胆囊　　　　　　　　　　　D. 结肠壁

25. 伤寒沙门菌 Vi 抗体的检查可用于（　　　）

A. 早期诊断   B. 判断预后

C. 诊断带菌者   D. 检查免疫力

26. 繁殖速度最慢的细菌是（   ）

A. 大肠埃希菌   B. 结核分枝杆菌

C. 肺炎链球菌   D. 脑膜炎奈瑟菌

27. 培养结核分枝杆菌常用的培养基是（   ）

A. 血平板   B. 罗氏（Lowenstein）培养基

C. 疱肉培养基   D. 巧克力色培养基

28. 卡介苗接种对象主要是（   ）

A. 结核菌素试验阳性者   B. HIV 感染者

C. 免疫功能低下者   D. 新生儿和结核菌素试验阴性的儿童

29. 关于结核杆菌抗酸染色叙述错误的是（   ）

A. 石炭酸复红加热染色 5 分钟水洗

B. 3% 盐酸酒精脱色水洗

C. 吕氏美蓝复染 1~2 分钟水洗

D. 红色为抗酸阴性，蓝色为抗酸阳性

30. 下述对放线菌正确的描述为（   ）

A. 多数可致人类疾病   B. 多以分裂方式繁殖、有菌丝

C. 可形成菌丝及孢子   D. 必须在活的细胞中才能生长繁殖

31. 以下对梅毒螺旋体感染性的描述错误的是（   ）

A. 梅毒是人畜共患病   B. 先天梅毒由孕妇经胎盘传给胎儿

C. 感染后机体以细胞免疫为主   D. 后天梅毒的传播途径主要是性传播

32. 立克次体的致病物质是（   ）

A. 透明质酸酶   B. 核酸酶

C. 神经毒素和内毒素   D. 脂多糖和磷脂酶 A

33. 下列不属于破伤风杆菌特征的是（   ）

A. 专性厌氧   B. 繁殖体革兰染色为阴性

C. 有周鞭毛   D. 可形成芽胞

34. 下列哪个病原体感染后可见典型"狮面"状面容（   ）

A. 结核杆菌   B. 破伤风梭菌

C. 麻风杆菌   D. 脆弱类杆菌

35. 不可引起人畜共患病的病原体是（   ）

A. 鼠疫耶尔森菌   B. 沙门氏菌

C. 立克次体   D. 霍乱弧菌

36. 患者，男，38 岁，浙江省船工，因腹痛、腹泻、乏力入院，体温 37.5℃，脱水不明显，无呕吐、里急后重，水样便，无脓血，稍有黏液，大便常规：RBC 4 个/高

倍，WBC 8 个/高倍，未用抗生素，一周后自愈，肝功能正常。应考虑为（　　）

    A. 副霍乱   B. 菌痢（轻型）

    C. 病毒性肝炎   D. 伤寒

37. 女，18 岁，咳嗽，痰中带血丝，疲乏无力，盗汗。对该患者的痰标本应选用的染色方法是（　　）

    A. 革兰染色   B. 墨汁染色

    C. 抗酸染色   D. 镀银染色

38. 某妇女下腹部疼痛，阴道有大量黄色、无血、无气味分泌物。1 周前做过绝育手术。检查时从阴道穹隆后部穿刺，得 20mL 带血、恶臭的脓性物，厌氧培养出 G⁻杆菌。该化脓感染的病原体可能是（　　）

    A. 大肠杆菌   B. 变形杆菌

    C. 脆弱类杆菌   D. 伤寒杆菌

39. 下列易引起非淋菌性尿道炎的病原体是（　　）

    A. 链球菌   B. 解脲脲原体

    C. 立克次体   D. 钩端螺旋体

40. 在活细胞外能生长繁殖的最小微生物是（　　）

    A. 衣原体   B. 立克次体

    C. 支原体   D. 螺旋体

（二）B 型题

    A. 气性坏疽   B. 炭疽

    C. 白喉   D. 肺炎

1. 白喉棒状杆菌引起的疾病是（　　）

2. 嗜肺军团菌引起的疾病是（　　）

3. 产气荚膜杆菌引起的疾病是（　　）

4. 炭疽杆菌引起的疾病是（　　）

    A. 血浆凝固酶   B. 自溶酶

    C. 神经氨酸酶   D. 链激酶

5. 致病性葡萄球菌产生（　　）

6. 肺炎链球菌产生（　　）

7. 化脓性链球菌产生（　　）

    A. 肥达试验   B. 抗"O"试验

    C. 血浆凝固酶试验   D. 旧结核菌素（OT）

8. 诊断伤寒的重要方法是（　　）

9. 诊断风湿性心脏病的重要方法是（　　）

10. 诊断结核的重要方法是（　　　）

11. 诊断金黄色葡萄球菌感染的重要方法是（　　　）

    A. 肺炎支原体　　　　　　　　B. 钩端螺旋体

    C. 沙眼衣原体　　　　　　　　D. 普氏立克次体

12. 通过疫水传播的是（　　　）

13. 在固体培养基上形成"荷包蛋样"菌落的是（　　　）

14. 以人-虱-人方式传播的是（　　　）

15. 引起包涵体结膜炎的是（　　　）

（三）C 型题

    A. 伤寒杆菌　　　　　　　　　B. 结核杆菌

    C. 两者都是　　　　　　　　　D. 两者都不是

1. 感染后出现菌血症的是（　　　）

2. 属于胞内寄生菌的是（　　　）

    A. 大肠杆菌　　　　　　　　　B. 金黄色葡萄球菌

    C. 两者都是　　　　　　　　　D. 两者都不是

3. 可产生肠毒素的是（　　　）

4. 引起烫伤样综合征的是（　　　）

5. 需要在含血清或血液的培养基中培养的是（　　　）

    A. 沙门菌　　　　　　　　　　B. 志贺菌

    C. 两者都是　　　　　　　　　D. 两者都不是

6. 导致伤寒或副伤寒的是（　　　）

7. 引起细菌性痢疾的是（　　　）

8. 可经消化道途径传播的是（　　　）

    A. 金黄色葡萄球菌　　　　　　B. 乙型溶血性链球菌

    C. 两者都是　　　　　　　　　D. 两者都不是

9. 常引起皮肤化脓性炎症的是（　　　）

10. 常引起食物中毒的是（　　　）

11. 可引起急性肾小球肾炎的是（　　　）

12. 常引起假膜性肠炎的是（　　　）

    A. 淋病奈瑟菌　　　　　　　　B. 脑膜炎球菌

    C. 两者都是　　　　　　　　　D. 两者都不是

13. 革兰染色阴性的是（　　　）

14. 以黏附素样物质为主要致病物质的是（　　　）

15. 经性接触传播的是（　　　）

　　A. 破伤风杆菌　　　　　　　B. 双歧杆菌

　　C. 两者都是　　　　　　　　D. 两者都不是

16. 属于专性厌氧菌的是（　　　）

17. 革兰染色阴性的是（　　　）

18. 作为人体重要正常菌群的是（　　　）

（四）　K 型题

　　A. ①+②+③　　　　　　B. ①+③　　　　　　C. ②+④

　　D. ④　　　　　　　　　　E. ①+②+③+④

1. 引起化脓性感染的革兰氏阳性球菌有（　　　）

　　①葡萄球菌　　　　　　　②脑膜炎球菌

　　③链球菌　　　　　　　　④淋球菌

2. 葡萄球菌产生的杀白细胞素的毒性作用有（　　　）

　　①增强细菌侵袭能力　　　②破坏中性粒细胞

　　③破坏巨噬细胞　　　　　④促进白细胞吞噬

3. 伤寒杆菌主要的致病物质有（　　　）

　　①血浆凝固酶　　　　　　②内毒素

　　③透明质酸酶　　　　　　④肠毒素

4. 化脓性病灶脓汁稀薄且易扩散，其主要原因是病原菌产生（　　　）

　　①透明质酸酶　　　　　　②链激酶

　　③链道酶　　　　　　　　④溶血毒素

5. 对青霉素敏感的是（　　　）

　　①结核杆菌　　　　　　　②金黄色葡萄球菌

　　③伤寒杆菌　　　　　　　④乙型链球菌

（五）　X 型题

1. 下列哪些是致病性葡萄球菌重要的鉴定依据（　　　）

　　A. 金黄色色素　　　　　　B. 血平板上溶血

　　C. 凝固酶阳性　　　　　　D. 分解甘露醇

2. 病原菌与其传播途径组合正确的是（　　　）

　　A. 淋球菌/性接触传播　　B. 伤寒杆菌/消化道传播

　　C. 痢疾杆菌/血行传播　　D. 脑膜炎球菌/呼吸道传播

3. 感染过程中可通过血流播散的病原体是（　　　）

A. 结核杆菌   B. 梅毒螺旋体

C. 伤寒沙门菌   D. 痢疾杆菌

4. 下列属于无芽胞厌氧菌的是（　　）

A. 类杆菌   B. 双歧杆菌

C. 乳杆菌   D. 韦荣菌

5. 常见的引起食物中毒的细菌有（　　）

A. 金黄色葡萄球菌   B. 链球菌

C. 伤寒杆菌   D. 肺炎双球菌

6. 下列关于大肠埃希菌的叙述恰当的是（　　）

A. 是人体重要的正常菌群之一   B. 对人体无害

C. 是重要的卫生学检验指示菌   D. 是基因工程最重要的工程菌来源

7. 淋球菌可引起（　　）

A. 尿道炎   B. 化脓性结膜炎

C. 子宫颈炎   D. 梅毒

8. 典型急性菌痢的主要症状有（　　）

A. 发热   B. 腹泻，脓血便

C. 腹痛，里急后重   D. 咯血

四、判断题

1. 人类感染病原性葡萄球菌后可获牢固的免疫力，可防止再次感染。（　　）
2. 沙门菌和痢疾杆菌都是常见的肠道致病菌，它们的生化特性相同。（　　）
3. 乙型溶血性链球菌使人患风湿热，主要与它能产生溶血毒素有关。（　　）
4. 痢疾志贺菌是对多种抗生素容易发生耐药性变异的一种致病菌。（　　）
5. 先天性梅毒是遗传所致。（　　）

五、简答题

1. 简述致病性葡萄球菌的主要致病物质及所致疾病。
2. 简述结核菌素试验的应用及其各种反应结果的意义。

六、综合分析题

1. 某患者，男，9 岁，学生，突然发生水肿、血尿、蛋白尿，追问病史，2 周前曾有咽喉肿痛，当时未做任何治疗，体格检查：体温 38.5℃，眼睑水肿，血压 150/90mmHg，实验室检查：尿检 RBC（++++），蛋白（++），外周血 WBC $9×10^9$/L。

（1）初步诊断患有何种疾病？诊断依据是什么？

（2）简述致病机制。

（3）哪种实验室检查可作为该病的辅助诊断？

2. 某患者，女，25岁。发热10天，体温39℃，头痛，畏寒，纳差，腹泻、稀便，2次/天。查体：肝肋下2cm，脾肋下1cm，右下腹轻压痛，前胸部可见散在十数个玫瑰色皮疹，心肺未见明显异常。肥达反应："O"抗体凝集效价1：160，"H"抗体凝集效价1：320，外周血WBC 3.5×10⁹/L。

（1）诊断为何病？根据是什么？

（2）肥达试验结果如何判断？

3. 某患者，男，54岁，农民。田里劳动时被竹签刺入左手掌，当时未做特殊处理，伤口表面慢慢结痂，但稍有肿胀。3天后自觉乏力，张口进食有些阻力，头颈活动稍受限。当地医院以落枕处理，给予针灸治疗，此后出现全身肌肉间歇性抽动，不久发展至不能张口，头颈向后强直，四肢强直抽搐，立即送医院诊治。

（1）诊断为什么疾病？导致该病的病原体和主要致病物质是什么？

（2）该病原体感染的条件是什么？

（3）该病的防治原则有哪些？

4. 某患者，男，30岁，技师。因低热伴咳嗽1个月来诊。患者于1个月前受凉后出现低热，下午明显，体温最高不超过38℃。咳嗽，咳少量白色黏痰，无咯血和胸痛，自认为感冒，服用各种抗感冒药和止咳药，无明显好转，因工作忙未去医院检查，但逐渐乏力，工作力不从心，有时伴夜间盗汗。病后进食和睡眠稍差，体重稍有下降（具体未测量），二便正常。

既往体健，无结核和支气管、肺疾患史，无药物过敏史。平时不吸烟，有肺结核接触史。查体：T 37.8℃，P 86次/分，R 20次/分，BP 120/80mmHg。一般状况无明显异常，无皮疹，浅表淋巴结无肿大，巩膜无黄染，咽（－），气管居中。右上肺叩诊稍浊，语颤稍增强，可闻及支气管肺泡呼吸音和少量湿性啰音，心腹检查未见异常。

实验室检查：Hb 130g/L，WBC 9.0×10⁹/L，N 68%，L 32%，PLT 138×10⁹/L，尿常规（－），粪便常规（－），PPD试验强阳性。

（1）本例初步诊断患什么病？

（2）PPD试验的意义是什么？

（3）如取痰液标本检查，痰涂片应如何染色？

参考答案

一、名词解释

1. 葡萄球菌A蛋白是存在于金黄色葡萄球菌细胞壁上的一种表面蛋白，能与人类IgG的Fc段发生非特异性结合，通过与吞噬细胞Fc受体竞争结合抗体Fc段，降低抗体介导的调理作用，并有促进细胞分裂、损伤血小板、引起超敏反应等作用。

2. 血浆凝固酶是致病性金黄色葡萄球菌产生的能使人或兔的血浆发生凝固的酶类物质。

3. 致热外毒素又称红疹毒素或猩红热毒素，由 A 群溶血性链球菌产生，是引起猩红热的主要毒性物质，可引起发热及皮疹。

4. 肥达试验指用已知的伤寒沙门菌 O 抗原和 H 抗原，以及副伤寒沙门菌（甲、乙、丙型）H 抗原与患者血清进行试管定量凝集试验，检测患者血清中相应抗体及其效价的方法，作为伤寒与副伤寒的辅助诊断。

5. 大肠菌群指 37℃、24 小时内发酵乳糖产酸产气的需氧和兼性厌氧的肠道杆菌。

二、填空题

1. 肠产毒性大肠埃希菌，肠致病性大肠埃希菌，肠侵袭性大肠埃希菌，肠出血性大肠埃希菌，肠集聚性大肠埃希菌

2. 福氏志贺菌，宋内志贺菌

3. 神经毒性，细胞毒性，肠毒素性

4. 厌氧芽胞梭菌，无芽胞厌氧菌

5. 破伤风痉挛毒素

6. 旧结核菌素（OT），结核菌素纯蛋白衍生物（PPD）

7. 皮肤炭疽，肺炭疽，肠炭疽，皮肤炭疽

8. 斑疹伤寒，Q 热，恙虫病

三、选择题

（一） A 型题

1~5　D B A D B　　　6~10　D A C C C　　　11~15　A C A D D

16~20　A D D D C　　21~25　D B A C C　　26~30　B B D D B

31~35　A D B C D　　36~38　B C C

（二） B 型题

1~5　C D A B A　　　6~10　B D A B D　　　11~15　C B A D C

（三） C 型题

1~5　A C C B D　　　6~10　A B C C A

11~15　B A C A A　　16~18　C D B

（四） K 型题

1~5　B A C A D

（五） X 型题

1~5　ABCD ABD ABC ABCD AC

6~8 ACD ABC ABC

四、判断题

1~5 ×××√×

五、简答题

1. 答：

（1）致病物质：①凝固酶，能使人或兔的血浆发生凝固的酶类物质，可使纤维蛋白沉积于细菌表面，阻碍吞噬细胞的吞噬及胞内的消化作用。②葡萄球菌溶血素，可溶解红细胞，损伤血小板、白细胞和血管平滑肌细胞等多种组织细胞。③杀白细胞素，引起中性粒细胞及巨噬细胞的损伤及死亡。④肠毒素，食入后可引起食物中毒。⑤表皮剥脱毒素，可引起新生儿、幼儿及免疫功能低下的人群发生烫伤样皮肤综合征。⑥毒性休克综合征毒素-1，为一种典型的超抗原，可引起机体发热、休克、多器官和多系统的损伤。

（2）所致疾病：①化脓性疾病，局部感染有毛囊炎、疖、痈、麦粒肿、伤口化脓等，病灶易局限化和形成血栓；全身感染有败血症、脓毒血症等。②毒素性疾病：食物中毒，食入被肠毒素污染的食物1~6小时出现头晕、恶心、呕吐、腹泻等急性胃肠炎症状；烫伤样皮肤综合征，由表皮剥脱毒素引起，多见于新生儿及免疫力低下人群，皮肤呈弥漫性红斑，起皱，继而形成水疱，造成皮肤脱落；毒性休克综合征，由毒性休克综合征毒素-1引起，主要表现为高热、低血压、猩红热样皮疹、腹泻、呕吐，严重时出现休克。

2. 答：

（1）应用：①用于选择卡介苗接种对象及免疫效果测定，若结核菌素试验阴性者，则应接种BCG，接种后若结核菌素试验阳转者，提示已获得免疫，否则需补种。②作为婴幼儿结核病诊断的参考。③在未接种BCG人群中，作结核分枝杆菌感染的流行病学调查。④测定肿瘤患者的非特异性细胞免疫功能。

（2）意义：阳性反应表明机体对结核分枝杆菌有迟发型超敏反应，机体曾感染过结核分枝杆菌或接种过卡介苗，并产生特异性免疫力。强阳性反应提示机体可能有活动性结核。阴性反应表明未感染过结核分枝杆菌或未接种过卡介苗，机体对结核分枝杆菌没有免疫力，属于易感人群。细胞免疫功能低下者，如艾滋病、肿瘤患者或使用过免疫抑制剂者也可能出现阴性反应。

六、综合分析题

1. 答：

（1）初步诊断为急性肾小球肾炎。主要依据：患者男性儿童，为高发人群，有呼吸道前驱感染史，急性起病，出现血尿、蛋白尿、水肿和高血压。符合急性肾小球肾炎的症状和体征。

（2）致病机制：为Ⅱ、Ⅲ型超敏反应的机制。Ⅱ型超敏反应机制指溶血性链球菌与人肾小球基底膜有共同抗原，链球菌感染后产生的抗体与肾小球基底膜发生交叉反应，导致肾小球病变；Ⅲ型超敏反应机制指溶血性链球菌感染后，产生的抗体与细菌相应抗原结合形成中等大小的免疫复合物，沉积于肾小球基底膜，导致肾小球肾炎。

（3）链球菌溶血素 O 抗体（ASO）试验可作为辅助诊断，用链球菌"O"抗原检测患者血清中的抗"O"抗体，如 ASO 超过 400 单位有诊断意义。

2. 答：

（1）诊断为伤寒。根据：患者持续高热，有消化道感染症状，伴肝脾肿大，出现玫瑰疹，外周血 WBC 数下降，伤寒沙门菌"O"抗体和"H"抗体凝集效价均升高。

（2）肥达试验诊断意义：①O 抗体、H 抗体效价均超过正常值，患伤寒的可能性大。②二者均在正常值内，患伤寒或副伤寒的可能性小。③若 O 抗体高 H 抗体低，可能是感染早期或者其他沙门氏菌感染。④若 O 抗体低 H 抗体高，可能是曾经感染或接种了伤寒菌苗或是非特异性回忆反应。一般间隔 1~2 周复查，若抗体效价比前次结果增高 2~4 倍，则具有诊断价值。

3. 答：

（1）诊断为外伤性破伤风。病原体是破伤风梭菌，主要致病物质是破伤风痉挛毒素，该毒素为神经毒素，能与神经组织中的神经节苷脂结合，封闭脊髓抑制性突触末端，阻止抑制性介质甘氨酸和 γ-氨基丁酸释放，从而破坏上下神经元之间的正常抑制性冲动的传递，导致超反射反应（兴奋性异常增高）和横纹肌痉挛。

（2）感染条件：伤口窄而深，或者有需氧菌及兼性厌氧菌的同时感染，或者伤口坏死组织多而造成局部缺血、缺氧的微环境。

（3）防治原则：①正确处理伤口，清创并对伤口用 3% 双氧水冲洗创面以消除厌氧环境。②特异性预防，婴幼儿注射百白破三联疫苗，易受外伤高危人群注射破伤风类毒素，伤口污染严重可注射破伤风抗毒素（TAT）进行紧急预防。③特异性治疗，已发病者，早期、足量使用 TAT。④抗菌治疗，局部或全身应用青霉素、红霉素、四环素等抗生素。

4. 答：

（1）初步诊断为肺结核。

（2）PPD 试验意义：PPD 即结核菌素纯蛋白衍生物，PPD 试验是一种诊断结核的方法。阳性反应表明已感染过结核分枝杆菌，或接种卡介苗成功，对结核分枝杆菌有迟发型超敏反应，并说明有特异性免疫力，但并不一定患结核病。PPD 强阳性者提示可能有活动性感染，尤其是婴儿。如伴有肺部病灶时，则有利于结核病的诊断。阴性反应表明未感染过结核分枝杆菌或未接种卡介苗，尚应考虑以下情况：①感染初期。②细胞免疫功能低下，如应用糖皮质激素等免疫抑制药物，或营养不良、麻疹、艾滋病、肿瘤等患者。③严重结核病患者，机体无反应能力。④敏感性差的老年人。

（3）痰涂片应进行抗酸染色，染色步骤：①初染：滴加石炭酸复红 2~3 滴，在火焰高处徐徐加热 3~5 分钟，待标本冷却后用水冲洗。②脱色：3% 盐酸酒精脱色 0.5~1 分钟，用水冲洗。③复染：用碱性美蓝溶液复染 1 分钟，水洗，用吸水纸吸干后油镜下观察。镜下见染为红色的细菌为抗酸阳性菌。

第十一章　病毒学总论 ▷▷▷▷

习　题

一、名词解释

1. 顿挫感染（abortive infection）

2. 干扰现象（interference）

3. 缺陷病毒（defective virus）

4. 包涵体（inclusion body）

5. CPE（Cytopathic effect）

6. 血凝抑制试验（hemagglutination inhibition）

二、填空题

1. 病毒的主要化学成分是_____和_____。

2. 病毒衣壳的排列类型有_____、_____和_____。

3. 病毒的复制周期一般包括_____、_____、_____、_____、_____和_____等过程。

4. 病毒的测量单位是_____。

5. 病毒的异常增殖类型有_____和_____两种。

6. 病毒按核酸类型可分为双链 DNA 病毒、单链 DNA 病毒、_____、_____、_____、_____和_____等七种类型。

7. 目前常用的病毒培养方法有_____、_____和_____等。

三、选择题

（一）　A 型题

1. 以下哪项为病毒包膜的主要功能（　　）

    A. 编码病毒性状　　　　　　　B. 破坏宿主细胞

    C. 保护病毒核衣壳　　　　　　D. 与病毒核衣壳融合

2. 病毒具有严格寄生性的原因主要是（　　）

A. 体积极微小　　　　　　　　B. 对外界环境抵抗力弱

C. 没有核膜结构　　　　　　　D. 缺乏完整的进行代谢活动的酶系统

3. 病毒的增殖是（　　　）

A. 复制方式　　　　　　　　　B. 二分裂方式

C. 出芽方式　　　　　　　　　D. 有丝分裂

4. 成熟病毒的释放方式不包括哪种（　　　）

A. 出芽方式　　　　　　　　　B. 细胞间播散

C. 吸附细胞　　　　　　　　　D. 使宿主细胞裂解后释放

5. 关于病毒基本性状叙述错误的是（　　　）

A. 只能在活细胞中增殖　　　　B. 体积微小，无细胞结构

C. 含有 DNA 和 RNA　　　　　D. 对干扰素敏感

6. 观察病毒需借助（　　　）

A. 光学显微镜　　　　　　　　B. 电子显微镜

C. 荧光显微镜　　　　　　　　D. 放大镜

7. 关于病毒叙述错误的是（　　　）

A. 核酸和衣壳组成核衣壳　　　B. 有包膜的病毒才有感染性

C. 病毒包膜表面可有刺突　　　D. 衣壳由壳粒构成

8. 可称为病毒体的结构是（　　　）

A. 核衣壳　　　　　　　　　　B. 核酸

C. 衣壳　　　　　　　　　　　D. 包膜

9. 病毒所合成的晚期蛋白的功能是（　　　）

A. 抑制宿主细胞蛋白质的合成　B. 合成子代核酸所需要的 DNA 多聚酶

C. 抑制宿主细胞核酸的合成　　D. 构成病毒衣壳蛋白

10. 病毒包膜的特点不包括（　　　）

A. 来源于宿主细胞　　　　　　B. 有助于病毒的感染

C. 具有抗原性　　　　　　　　D. 包膜子粒含有核酸

11. 与衣壳生物学意义无关的是（　　　）

A. 保护病毒核酸　　　　　　　B. 组成病毒抗原

C. 对脂溶剂敏感　　　　　　　D. 是病毒吸附细胞的结构

12. 病毒体核心的主要物质是（　　　）

A. 肽聚糖　　　　　　　　　　B. 蛋白质

C. 核酸　　　　　　　　　　　D. 类脂

13. 可直接作为 mRNA 翻译蛋白的病毒核酸类型是（　　　）

A. 单股正链 RNA　　　　　　　B. 单股负链 RNA

C. 双股 RNA　　　　　　　　　D. 双股 DNA

14. 关于病毒潜伏感染的特点是（　　　）

A. 潜伏感染的病毒只可被激活 1 次

B. 症状多为亚急性

C. 潜伏状态检测不到任何病毒指标

D. 不侵犯中枢神经系统

15. 抗体对病毒的中和作用主要是（　　　）

    A. 抑制病毒生物合成　　　　　　B. 中和毒素

    C. 诱导干扰素产生　　　　　　　D. 阻止病毒与靶细胞相互作用

16. 感染病毒的细胞在胞核或胞质内存在嗜酸或嗜碱性的圆形或椭圆形或不规则的斑块结构称（　　　）

    A. 包涵体　　　　　　　　　　　B. 蚀斑

    C. 空斑　　　　　　　　　　　　D. 异染颗粒

17. 有关病毒感染的描述正确的是（　　　）

    A. 病毒在人群个体间的相互传播为水平传播

    B. 母亲将病毒传给其子女的方式为垂直传播

    C. 慢发病毒感染就是病毒的慢性感染

    D. 病毒几乎不会经血液传播

18. 关于病毒核心说法不正确的是（　　　）

    A. 由核酸组成　　　　　　　　　B. 由核酸和蛋白质组成

    C. 决定病毒的感染　　　　　　　D. 决定病毒增殖及遗传变异

19. 下列物质中，可以抗病毒的是（　　　）

    A. 青霉素　　　　　　　　　　　B. 两性霉素 B

    C. 干扰素　　　　　　　　　　　D. 头孢菌素

20. 下列病毒体最大的是（　　　）

    A. 流感病毒　　　　　　　　　　B. 鼻病毒

    C. 疱疹病毒　　　　　　　　　　D. 痘病毒

（二）B 型题

    A. 球形　　　　　　　　　　　　B. 子弹状

    C. 杆状　　　　　　　　　　　　D. 砖块状

1. 脊髓灰质炎病毒的形态是（　　　）

2. 狂犬病病毒的形态是（　　　）

3. 痘病毒的形态是（　　　）

    A. 双链 DNA 病毒　　　　　　　B. 逆转录病毒

    C. 单正链 RNA 病毒　　　　　　D. 单负链 RNA 病毒

4. 基因组具有 mRNA 功能的是（　　　）

5. 带有逆转录酶的是（　　　）

    A. 衣壳   B. 核心

    C. 包膜   D. 核衣壳

6. 保护病毒核酸的是（　　　）

7. 储存病毒遗传信息的是（　　　）

8. 含有宿主细胞成分的是（　　　）

    A. 人乳头瘤病毒   B. EB 病毒

    C. 人类免疫缺陷性病毒   D. 乙型肝病毒

9. 与 Kaposi 肉瘤密切相关的病毒是（　　　）

10. 与肝细胞癌密切相关的病毒是（　　　）

11. 与鼻咽癌密切相关的病毒是（　　　）

12. 与宫颈癌密切相关的病毒是（　　　）

    A. 呼吸道   B. 消化道

    C. 血液   D. 媒介

13. 甲型肝炎病毒主要的传播途径是（　　　）

14. 狂犬病病毒主要的传播途径是（　　　）

15. 流感病毒主要的传播途径是（　　　）

（三）C 型题

    A. 动物接种   B. 鸡胚接种

    C. 两者都是   D. 两者都不是

1. 流感病毒常用（　　　）

2. 将狂犬病病毒接种于兔脑属于（　　　）

    A. 慢性病毒感染   B. 潜伏性感染

    C. 两者都是   D. 两者都不是

3. 乙型肝炎病毒感染通常为（　　　）

4. 属于持续性病毒感染的是（　　　）

5. 水痘-带状疱疹病毒常引起（　　　）

    A. HIV   B. HBV

    C. 两者都是   D. 两者都不是

6. 可经血液传播的病毒是（　　　）

7. 可垂直传播的病毒是（　　　）

8. 可经呼吸道传播的病毒是（　　　）

（四）　K 型题

A. ①+②+③　　　　　B. ①+③　　　　　C. ②+④

D. ④　　　　　　　　E. ①+②+③+④

1. 病毒复制的装配过程可以在下列哪些部位进行（　　　）

①细胞核　　　　　　　②细胞质

③核膜　　　　　　　　④细胞膜

2. 病毒分离的培养方法主要包括（　　　）

①细胞培养　　　　　　②鸡胚培养

③动物接种　　　　　　④蛋白胨培养基培养

3. 病毒感染细胞后可能出现的结果是（　　　）

①杀死细胞　　　　　　②细胞转化

③细胞内部形成包涵体　④细胞膜上出现新抗原

4. 病毒复制中的晚期蛋白（　　　）

①是非结构蛋白　　　　②是结构蛋白

③是病毒所需的复制酶　④是病毒衣壳的成分

（五）　X 型题

1. 病毒干扰现象产生的机制可能是（　　　）

A. 杀伤病毒　　　　　　B. 干扰素的产生

C. 竞争干扰　　　　　　D. 改变宿主细胞代谢

2. 病毒的干扰现象可发生在以下哪些情况（　　　）

A. 异种病毒之间　　　　B. 同种异株病毒之间

C. 同种异型病毒之间　　D. 灭活病毒与活病毒之间

3. 关于病毒感染宿主细胞，说法正确的是（　　　）

A. 有包膜病毒一般通过与细胞膜融合进入细胞

B. 病毒不可以直接穿透细胞膜而进入寄主细胞

C. 只有遇到亲嗜性组织，病毒才可能进入细胞

D. 吸附蛋白与宿主细胞表面受体结合是病毒感染的关键步骤

4. 关于病毒生物合成，说法正确的是（　　　）

A. 在此时期无法用血清学或电镜检查到病毒颗粒的存在，是病毒隐蔽期

B. 早期蛋白是与病毒复制有关的酶

C. 晚期蛋白除有衣壳结构蛋白外，还包括包膜子粒的蛋白

D. 所有病毒的生物合成都有 DNA 参与

5. 病毒标本的采集与送检需要注意下列哪些问题（　　　）

A. 注意冷藏并尽快送检

B. 标本采集必须严格无菌操作

C. 若标本不能立即送检，应放入 37℃温箱保存

D. 对有杂菌污染的标本应使用青链霉素处理

四、判断题

1. 在病毒的培养方法中，细胞培养是目前最常用的方法。（   ）

2. 病毒大小以 nm 来衡量，一般病毒的大小是 100nm 左右。（   ）

3. 病毒对营养要求高，必须用营养丰富的人工培养基才能培养。（   ）

4. 病毒对细胞的感染不具有选择性。（   ）

5. 病毒可用甘油运输或保存。（   ）

五、简答题

1. 简述病毒衣壳蛋白的主要功能。

2. 简述双链 DNA 病毒的生物合成过程。

3. 简述病毒在组织细胞中复制的过程中，对组织细胞有哪些影响。

六、综合分析题

患者，女，70 岁。两周前无明显诱因出现右侧腰部掣痛，夜间为甚，次日疼痛部位出现成簇疱疹，痛如火燎，曾局部外用膏剂，未见明显疗效。一周来腰部疱疹有所消退，局部皮肤时有发热，时有掣痛，时有麻木。门诊以"带状疱疹"收治。

1. 导致带状疱疹的病原体是什么？该病原体潜伏在机体的什么部位？

2. 什么是潜伏性病毒感染？

参考答案

一、名词解释

1. 当病毒进入非容纳细胞后，由于细胞缺乏病毒复制所需的酶或能量等必要条件，不能复制出完整的病毒颗粒，称为顿挫感染。

2. 干扰现象指当两种不同病毒或两株性质不同的同种病毒同时或先后感染同一细胞时，所发生的一种病毒抑制另一病毒增殖的现象。

3. 缺陷病毒指带有不完整基因组的病毒体。缺陷病毒不能复制，但却能干扰同种成熟病毒体进入细胞，也称为缺陷干扰颗粒。

4. 某些病毒（如狂犬病病毒）感染细胞后，在显微镜下可见胞质或胞核内出现嗜酸性或嗜碱性，大小和数量不等的圆形、椭圆形或不规则的斑块结构，这些斑块称为包涵体。

5. CPE 即细胞病变效应，指溶细胞性病毒在感染细胞后，引起细胞出现细胞裂解/细胞融合/细胞增生/包涵体形成/细胞凋亡等形态变化的现象。

6. 某些病毒能凝集鸡、豚鼠、人等的红细胞，即血凝现象，这种现象能被相应抗

体所抑制，称为血凝抑制试验。常用于流感病毒、乙型脑炎病毒感染的辅助诊断及流行病学调查。

二、填空题

1. 蛋白质，核酸

2. 螺旋对称型，20 面体立体对称型，复合对称型

3. 吸附，穿入，脱壳，生物合成，装配，成熟，释放

4. 纳米（nm）

5. 缺陷病毒，顿挫感染

6. 单正链 RNA 病毒，单负链 RNA 病毒，双链 RNA 病毒，逆转录病毒，嗜肝 DNA 病毒

7. 鸡胚接种，动物接种，细胞培养

三、选择题

（一）A 型题

1~5　C D A C C　　　　　　6~10　B B A D D
11~15　C C A C D　　　　　16~20　A A B C D

（二）B 型题

1~5　A B D C B　　　　6~10　A B C C D　　　　11~15　B A B D A

（三）C 型题

1~5　B A A C B　　　　　　6~8　C C D

（四）K 型题

1~4　E A E C

（五）X 型题

1~5　BCD ABCD ACD ABC ABD

四、判断题

1~5　√√××√

五、简答题

1. 答：主要功能：①保护病毒核酸，避免受核酸酶或其他有害因素的破坏。②参与感染过程，能与易感细胞表面受体结合，辅助病毒进入易感细胞。③具有抗原性，衣

壳蛋白通过其免疫原性，能刺激机体发生特异性免疫应答。

2. 答：双链 DNA 病毒的复制一般可分为早期及晚期两个阶段，早期阶段病毒先利用细胞核内依赖 DNA 的 DNA 多聚酶，转录出早期 mRNA，再在胞质内核糖体翻译成早期蛋白，主要为合成病毒子代 DNA 所需要的 DNA 多聚酶和脱氧胸腺嘧啶激酶及多种调控病毒基因组转录和抑制宿主细胞代谢的酶，为病毒核酸的复制提供条件。晚期阶段则为病毒双链 DNA 通过解链后，利用早期转录、翻译的酶等分别以正链 DNA 和负链 DNA 为模板，复制出子代 DNA。同时病毒 DNA 转录的 mRNA 可进入胞质转译出病毒的结构蛋白，包括衣壳蛋白及其他结构蛋白。

3. 答：病毒复制对组织细胞的影响：①细胞裂解，溶细胞型病毒感染后，可致使细胞团缩、裂解。其机制主要是病毒早期蛋白阻断宿主细胞的正常蛋白质合成和部分病毒结构蛋白的毒性作用所致。②细胞融合，非溶细胞型病毒感染后，细胞不出现裂解，但可发生胞膜结构的改变，使细胞间相互融合，形成多核巨细胞。③细胞增生，某些肿瘤病毒可使被感染细胞出现增生与转化现象。④包涵体形成，疱疹病毒科中的多数成员可使被感染细胞的细胞核或细胞质形成一个或数个大小不等的特殊斑块，称为包涵体。⑤细胞凋亡，相当一部分病毒在感染细胞后，可使宿主细胞发生凋亡，如疱疹病毒、人类免疫缺陷病毒等。⑥细胞转化，DNA 病毒或逆转录病毒的核酸与细胞基因组整合，可使细胞增殖加速，失去细胞间抑制，导致细胞转化。

六、综合分析题

答：

1. 导致带状疱疹的病原体是水痘-带状疱疹病毒，该病原体初次感染后可长期潜伏在脊髓后根神经节或颅神经的感觉神经节。

2. 潜伏性病毒感染指在原发感染后，病毒基因存在于一定的宿主组织或细胞中，但病毒不复制，也不出现临床症状的感染。在某些条件下（如机体免疫力下降）病毒可被激活增殖，导致疾病复发出现症状。

第十二章　常见致病病毒 ▷▷▷▷

习　题

一、名词解释

1. 抗原性漂移（antigenic drift）

2. 抗原性转变（antigenic shift）

3. Dane 颗粒（Dane particle）

4. 细胞因子风暴（cytokine storm）

二、填空题

1. 目前公认的人类五种肝炎病毒是_____、_____、_____、_____和_____。

2. 乙型肝炎病毒"两对半"检测的指标是_____、_____、_____、_____和_____。

3. HIV 感染的临床过程可分为_____、_____、_____和_____四个时期。

4. _____是脊髓灰质炎的病原体，引起的后遗症称为_____。

5. HIV 的核酸种类是_____，HBV 的核酸种类是_____。

三、选择题

（一）　A 型题

1. 下列主要通过消化道传播的病毒是（　　　）

　　A. 流感病毒　　　　　　　　　B. 甲型肝炎病毒

　　C. 乙型肝炎病毒　　　　　　　D. 腮腺炎病毒

2. 最易发生变异的病毒是（　　　）

　　A. 流感病毒　　　　　　　　　B. 脊髓灰质炎病毒

　　C. 麻疹病毒　　　　　　　　　D. 乙型肝炎病毒

3. 流感病毒甲、乙、丙三型，其分型的依据是（　　　）

    A. 血凝素   B. 神经氨酸酶

    C. 核蛋白和 M 蛋白   D. 基质蛋白

4. 甲型流感病毒抗原小幅度变异称为 （　　　）

    A. 溶原性转换   B. 抗原性转变

    C. 抗原性漂移   D. H-O 变异

5. 发生流感大流行最主要的原因是 （　　　）

    A. 病毒抗原结构复杂   B. 抗原性转变

    C. 抗原性漂移   D. 病毒型别较多

6. 关于流感病毒 NA 的特性，下列叙述哪项不正确 （　　　）

    A. 由 4 条糖基化多肽组成   B. 具酶活性

    C. 具抗原性   D. 能凝集多种红细胞

7. 关于流感病毒血凝素的作用说法不正确的是 （　　　）

    A. 介导病毒吸附和穿入   B. 有红细胞凝集作用

    C. 具有型和株的特异性   D. 可刺激机体产生非中和抗体

8. 下列病毒属于 RNA 病毒的是 （　　　）

    A. 流感病毒   B. 疱疹病毒

    C. 乙型肝炎病毒   D. 人乳头瘤病毒

9. 下列病毒属于逆转录病毒的是 （　　　）

    A. 疱疹病毒   B. 人类免疫缺陷病毒

    C. 风疹病毒   D. 人乳头瘤病毒

10. 关于乙型肝炎病毒叙述错误的是 （　　　）

    A. 具有逆转录酶   B. 属于正黏病毒科

    C. 是乙型肝炎的病原体   D. 是 DNA 病毒

11. 关于乙型肝炎病毒大球形颗粒说法不正确的是 （　　　）

    A. 也称为 Dane 颗粒   B. 由 HBsAg 组成的蛋白颗粒

    C. 是完整的病毒颗粒   D. 具有感染性

12. 关于乙型肝炎病毒小球形颗粒和管形颗粒说法正确的是 （　　　）

    A. 都主要由 HBsAg 组成   B. 都具有感染性

    C. 都是完整的病毒颗粒   D. 前者由后者组成

13. 乙型肝炎病毒感染者的血清中不易检测到的是 （　　　）

    A. HBsAg   B. HBcAg

    C. 抗-HBe   D 抗-HBc

14. 有关乙型肝炎病毒 HBeAg 说法错误的是 （　　　）

    A. 可刺激机体产生抗-HBe

    B. 是病毒内衣壳的组成部分

    C. 在外周血中可以检查到

    D. 是乙肝病毒在体内复制及血液有传染性的标志

15. HIV 的致病性说法不正确的是（　　　）

    A. HIV 是获得性免疫缺陷综合征的病原体

    B. HIV 的刺突 gp120 的受体分子是免疫细胞表面的 CD4 分子

    C. CD4$^+$ 的 T 细胞是其感染的唯一靶细胞

    D. HIV 表面的 gp41 可促进病毒包膜与宿主细胞膜融合

16. 引起 COVID-19 的冠状病毒与宿主细胞血管紧张素转换酶 2（ACE2）受体结合的部分是（　　　）

    A. M 蛋白   B. S 蛋白

    C. E 蛋白   D. HE 蛋白

17. 虫媒传播的病毒是（　　　）

    A. 流感病毒   B. 人巨细胞病毒

    C. 麻疹病毒   D. 流行性乙型脑炎病毒

（二）B 型题

    A. 甲型肝炎病毒   B. 乙型肝炎病毒

    C. 丙型肝炎病毒   D. 丁型肝炎病毒

1. 缺陷病毒，必须在其他嗜肝 DNA 病毒的辅助下才能复制增殖的是（　　　）

2. 主要经粪-口途径传播的是（　　　）

    A. 甲型流感病毒   B. 冠状病毒

    C. 麻疹病毒   D. 柯萨奇病毒

3. 导致 SARS 的病毒属于（　　　）

4. 表面抗原易发生变异的病毒是（　　　）

5. 可引起亚急性硬化性全脑炎的是（　　　）

    A. 脊髓灰质炎病毒   B. 柯萨奇病毒

    C. 冠状病毒   D. 轮状病毒

6. 可引起无菌性脑膜炎、心肌炎及手足口病的是（　　　）

7. 小儿麻痹症的病原体是（　　　）

8. 主要引起呼吸系统感染的是（　　　）

9. 可以引起婴幼儿腹泻的是（　　　）

    A. 呼吸道飞沫   B. 粪-口

    C. 密切接触   D. 动物媒介

10. 柯萨奇病毒的主要感染途径是（　　　）

11. 冠状病毒的主要感染途径是（　　　）

12. 轮状病毒的主要感染途径是（　　　）

13. 人乳头瘤病毒的主要感染途径是（　　　）

（三）C 型题

    A. 甲型肝炎病毒　　　　　　　B. 丙型肝炎病毒
    C. 两者都是　　　　　　　　　D. 两者都不是

1. 一般不导致慢性肝炎的是（　　　）
2. 主要经血液传播的是（　　　）
3. 必须在 HBV 等病毒的辅助下复制增殖的是（　　　）

    A. 有包膜的双链 DNA 病毒　　　B. 有包膜的双链 RNA 病毒
    C. 两者都是　　　　　　　　　D. 两者都不是

4. 单纯疱疹病毒属于（　　　）
5. 人类免疫缺陷病毒属于（　　　）
6. 人乳头瘤病毒属于（　　　）

（四）K 型题

    A. ①+②+③　　　　B. ①+③　　　　C. ②+④
    D. ④　　　　　　　E. ①+②+③+④

1. 与流感病毒分型及分亚型有关的抗原是（　　　）
    ①HA　　　　　　②NA
    ③MP　　　　　　④NP
2. 在社会生活中，HIV 传播的方式不包括（　　　）
    ①接吻　　　　　②握手
    ③交谈　　　　　④性生活
3. 下列哪些因素可灭活 HIV（　　　）
    ①0.3%H_2O_2 10 分钟　　　②56℃30 分钟
    ③70%乙醇 10 分钟　　　　④超低温冷冻
4. AIDS 可并发（　　　）
    ①结核分枝杆菌感染　　　②Kaposi 肉瘤
    ③各种病毒引起的脑炎　　④真菌感染
5. 下列动物可作为 HBV 实验模型的是（　　　）
    ①黑猩猩　　　　②鸭
    ③土拨鼠　　　　④地松鼠

（五）X 型题

1. 乙型肝炎病毒的检测说法不正确的是（　　　）
    A. HBcAg 是乙型肝炎病毒感染的主要标志

  B. 抗-HBs 的升高是 HBV 感染恢复的标志，也见于疫苗接种者

  C. HBV DNA 检测也可以用于判断乙型肝炎病毒的感染，但是灵敏度不高

  D. HbeAg 是 HBV 在体内复制及血液有传染性的标志

2. 乙型肝炎病毒的主要传播途径包括（　　　）

  A. 血液血制品传播   B. 接触传播

  C. 垂直传播   D. 呼吸道传播

3. 关于乙型肝炎病毒 HBsAg 说法正确的是（　　　）

  A. 化学成分是脂蛋白

  B. 可刺激机体产生中和抗体抗-HBs

  C. 血清中存在于小球型颗粒、管型颗粒和大球形颗粒

  D. HBV 感染的主要标志，也是乙肝疫苗的主要成分

4. 对人类免疫缺陷病毒易感的细胞有（　　　）

  A. 辅助性 T 细胞   B. 单核/巨噬细胞

  C. B 细胞   D. 树突状细胞

5. 预防 AIDS 的主要措施有（　　　）

  A. 教育人们杜绝性滥交和吸毒，切断传播途径

  B. 对供血者进行 HIV 检测，确保输血安全性

  C. 加强血制品生产和管理，确保血制品的安全性

  D. 建立 HIV 感染和艾滋病监测系统，调查、了解、控制 HIV 感染及发病

四、判断题

1. 大多数急性呼吸道感染都是由病毒引起的。（　　　）

2. 乙型肝炎病毒都是通过血源传播。（　　　）

3. 乙型流感病毒抗原易发生变异，引起疾病大流行。（　　　）

4. 临床上多采用无环鸟苷等 DNA 多聚酶抑制剂来治疗疱疹病毒感染。（　　　）

5. HBcAg 是位于乙肝病毒外衣壳上的一种抗原。（　　　）

五、简答题

简述单纯疱疹病毒的致病性。

六、综合分析题

  女性，56 岁，因乏力 10 天、尿赤 3 天入院。患者 10 天前出现乏力、四肢酸软、胃纳减退伴恶心，无呕吐和发热，3 天前尿液加深如浓茶样。体格检查：精神萎靡，皮肤和巩膜明显黄染，心、肺（-），肝、脾肋下未及，肝区叩痛（+）。实验室检查：HBsAg（+），HBeAg（+），抗-HBc（+），抗-HBcIgM（+）。

  1. 本例初步诊断为何病？

  2. HBV 有哪些抗原抗体系统？各有哪些意义？

参考答案

一、名词解释

1. 抗原性漂移指由基因组发生点突变导致抗原的小幅度变异，不产生新的亚型，属于量变，没有质的变化。多引起流感的中小型流行。

2. 抗原性转变见于甲型流感病毒，指在自然流行条件下，甲型流感病毒的一种或两种抗原结构发生大幅度的变异，或由于病毒基因组发生重排而形成的变异。属于质的变化，可产生新的亚型，往往引起大规模暴发流行。

3. Dane 指具有感染性的完整成熟的 HBV 颗粒，是 1970 年 Dane 首先在乙型肝炎患者血清中发现的，呈球形，有双层衣壳。

4. 细胞因子风暴指某些微生物（如流感病毒、2019-nCoV）感染机体后诱导免疫细胞快速大量释放细胞因子的现象，是临床发热、头痛、肌肉酸痛等"中毒症状"的病理基础，也是引起急性呼吸窘迫综合征和多脏器衰竭的重要原因。

二、填空题

1. 甲型肝炎病毒（HAV），乙型肝炎病毒（HBV），丙型肝炎病毒（HCV），丁型肝炎病毒（HDV），戊型肝炎病毒（HEV）

2. HBsAg，抗-HBs，HBeAg，抗-HBe，抗-HBc

3. 急性感染期，临床潜伏期，艾滋病相关综合征期，免疫缺陷期（AIDS）

4. 脊髓灰质炎病毒，小儿麻痹症

5. RNA，DNA

三、选择题

（一）A 型题

1~5　B A C C B　　　　6~10　D D A B B　　　　11~15　B A B B C

16~17　B D

（二）B 型题

1~5　D A B A C　　　　6~10　B A C D B　　　　11~13　A B C

（三）C 型题

1~5　A B D A B　　　　6　D

（四）K 型题

1~5　E A A E E

（五） X 型题

1~5　AC　ABC　BCD　ABD　ABCD

四、判断题

1~5　√××√×

五、简答题

答：单纯疱疹病毒在人群中感染极为普遍，可通过口腔、呼吸道、生殖道黏膜和破损皮肤多途径入侵机体。引起：①原发感染，多发生在无 HSV 特异抗体的婴幼儿和学龄前儿童，大多数为隐性感染，常见有龈口炎，其他有唇疱疹、湿疹样疱疹、疱疹性角膜炎、生殖器疱疹等。②潜伏感染和复发，原发感染后部分病毒潜伏在三叉神经节，长期存在。当机体发热、受寒、日晒、月经、情绪紧张或使用肾上腺素时，潜伏的病毒被激活，沿感觉神经纤维轴索下行至神经末梢，引起复发性疱疹。③先天性感染，HSV 通过胎盘感染，造成流产、死胎或先天性畸形。④致癌，HSV-1 和 HSV-2 可能与唇癌、外阴癌和子宫颈癌有关。

六、综合分析题

答：

1. 初步诊断为急性乙型肝炎（大三阳）。

2. HBV 抗原抗体系统包括 HBsAg 和抗-HBs，HBeAg 和抗-HBe，HBcAg 和抗-HBc。

意义：①HBsAg：是 HBV 感染的主要标志，HBsAg 阳性可见于急性乙型肝炎的潜伏期或急性期、慢性乙型肝炎或无症状携带者。②抗-HBs：为中和性抗体标志，是 HBV 感染恢复的标志，表示对 HBV 免疫力的形成，也见于疫苗接种者。③HBeAg：为病毒复制及血液有传染性的标志，持续阳性 3 个月以上则有慢性化倾向。④抗-HBe：为病毒复制停止标志，病毒复制减少，传染性较弱。⑤HBcAg：主要位于感染的肝细胞细胞核、胞质和胞膜上，患者血清中测不到，没有临床检测意义。⑥抗-HBc：抗-HBcIgM 阳性提示 HBV 新近感染、体内有病毒复制，患者血液有很强传染性，抗-HBcIgG 是感染过 HBV 的标志。

第十三章 真菌学 ▷▷▷

习 题

一、名词解释

1. 菌丝（hypha）
2. 孢子（spore）

二、填空题

1. 根据组成细胞的数量，可将真菌分为_____真菌与_____真菌。
2. 多细胞真菌由_____和_____构成。
3. 菌丝按照其生长部位和功能可分为_____菌丝、_____菌丝和_____菌丝。向上生长，远离寄生物体或培养基的部分称为_____菌丝。深入寄生物体或培养基摄取利用营养物质的部分称为_____菌丝。生长到一定的时候可形成孢子的菌丝称为_____菌丝。
4. 无性孢子根据其形态分为_____、_____和_____。
5. 单细胞真菌以_____方式繁殖。
6. 皮肤癣菌分为_____、_____和_____3个属。

三、选择题

（一） A 型题

1. 真菌培养的常用培养基是（   ）
   A. SS 培养基   B. EMB 培养基
   C. 血琼脂平板   D. 沙保培养基
2. 真菌区别于细菌的本质特征是（   ）
   A. 细胞壁中无肽聚糖
   B. 对抗生素不敏感
   C. 有多种繁殖方式
   D. 具有包括核膜、核仁在内的高度分化的细胞核

3. 下列哪种与真菌的繁殖方式无关（　　）
   A. 出芽
   B. 复制
   C. 产生孢子
   D. 菌丝断裂
4. 关于真菌，下列叙述不正确的是（　　）
   A. 有单细胞和多细胞形态类型
   B. 真菌在生长发育过程中表现多种形态特征
   C. 具有细胞壁，但细胞壁中不含肽聚糖
   D. 具有叶绿素，营光合作用
5. 关于真菌的繁殖体，不正确的是（　　）
   A. 孢囊孢子为有性孢子
   B. 真菌的繁殖方式多种多样
   C. 分生孢子为无性孢子
   D. 有性孢子通过产生子囊孢子来繁殖
6. 真菌与放线菌的本质区别是（　　）
   A. 产生孢子
   B. 能导致人类疾病
   C. 具有细胞壁
   D. 真核细胞型
7. 下列药物不能用来抗真菌的是（　　）
   A. 红霉素
   B. 灰黄霉素
   C. 酮康唑
   D. 伊曲康唑
8. 真菌细胞壁的主要成分是（　　）
   A. 多糖
   B. 蛋白质
   C. 脂类
   D. 无机盐
9. 常引起浅表感染的真菌是（　　）
   A. 毛癣菌
   B. 隐球菌
   C. 化脓性葡萄球菌
   D. 破伤风梭菌
10. 能形成菌丝和孢子的微生物是（　　）
    A. 隐球菌
    B. 青霉菌
    C. 白色念珠菌
    D. 酵母菌

（二）B 型题

   A. 毛癣菌
   B. 小孢子菌
   C. 表皮癣菌
   D. 曲霉菌
1. 对人表皮组织具亲嗜性，但不侵犯毛发，可引起体癣、股癣、手足癣、甲癣等的是（　　）
2. 主要侵犯毛发与皮肤，但不侵犯甲板，引起头癣或体癣的是（　　）
3. 可侵犯人的皮肤、毛发、甲板，引起头癣、体癣、股癣、手足癣、甲癣的是（　　）

   A. 酵母型菌落
   B. 类酵母型菌落
   C. 丝状型菌落
   D. 类细菌型菌落

4. 酵母在培养基上形成的菌落是（　　　）

5. 丝状真菌在培养基上形成的菌落是（　　　）

（三）C 型题

    A. 菌丝　　　　　　　　　　　　B. 孢子

    C. 两者都是　　　　　　　　　　D. 两者都不是

1. 作为鉴别真菌的重要依据的结构是（　　　）

2. 多细胞真菌的繁殖体是（　　　）

    A. 白假丝酵母菌　　　　　　　　B. 新生隐球菌

    C. 两者都是　　　　　　　　　　D. 两者都不是

3. 引起鹅口疮的是（　　　）

4. 镜检采用墨汁负染法染色的是（　　　）

5. 机会致病性真菌是（　　　）

（四）K 型题

    A. ①+②+③　　　　B. ①+③　　　　C. ②+④

    D. ④　　　　　　　　E. ①+②+③+④

1. 真菌的特征是（　　　）

    ①具有高度分化的细胞核　　　　②对抗生素不敏感

    ③有多种繁殖方式　　　　　　　④有细胞壁，但细胞壁不含肽聚糖

2. 下列药物中抗真菌的是（　　　）

    ①两性霉素 B　　　　　　　　　②青霉素

    ③灰黄霉素　　　　　　　　　　④链霉素

3. 白假丝酵母菌属于正常菌群之一，常存在于健康人的（　　　）

    ①口腔　　　　　　　　　　　　②阴道

    ③肠道　　　　　　　　　　　　④血液

4. 白假丝酵母菌引起的内脏感染包括（　　　）

    ①支气管炎　　　　　　　　　　②肺炎

    ③肠炎　　　　　　　　　　　　④膀胱炎

（五）X 型题

1. 白假丝酵母菌引起的皮肤感染包括（　　　）

    A. 指间糜烂　　　　　　　　　　B. 皮肤肉芽肿

    C. 甲沟炎　　　　　　　　　　　D. 角膜炎

2. 致病真菌可引起的疾病包括（　　　）

    A. 感染　　　　　　　　　　B. 中毒

    C. 癌症　　　　　　　　　　D. 超敏反应

3. 下列产生黄曲霉毒素的是（　　　）

    A. 黄曲霉菌　　　　　　　　B. 寄生曲霉菌

    C. 白色念珠菌　　　　　　　D. 毛癣菌

4. 关于真菌的培养，正确的是（　　　）

    A. 丝状真菌繁殖速度较慢，需 1~4 周

    B. 真菌培养温度为 28℃

    C. 制备真菌培养基不需要灭菌处理

    D. 所有真菌培养后都可观察到菌丝和孢子

5. 在接种培养霉菌时，操作方法正确的是（　　　）

    A. 配制好含有营养物质的培养基

    B. 用接种环在无菌操作步骤下进行接种

    C. 在恒温箱培养过程中，随时拿出培养皿打开，以便掌握霉菌的培养状况

    D. 对培养好的菌落进行观察、鉴定

四、判断题

1. 我国最常见的条件致病性真菌是白色念珠菌。（　　　）

2. 新生隐球菌是隐球菌属唯一可致人类疾病的真菌。（　　　）

3. 和其他微生物相比，只有真菌才有菌丝和孢子。（　　　）

4. 芽殖是酵母唯一的繁殖方式。（　　　）

5. 抗生素也可用于治疗真菌感染。（　　　）

参考答案

一、名词解释

1. 菌丝为多细胞真菌的营养体，呈管状，由成熟的孢子在适宜环境下长出芽管，芽管逐渐延长后形成的丝状结构。

2. 孢子是多细胞真菌的繁殖体，一个菌细胞可产生多个孢子，孢子可发育为菌丝，有无性孢子和有性孢子之分。

二、填空题

1. 单细胞，多细胞

2. 菌丝，孢子

3. 气生，营养，生殖，气生，营养，生殖

4. 叶状孢子，分生孢子，孢子囊孢子

5. 出芽

6. 表皮癣菌，毛癣菌，小孢子癣菌

三、选择题

（一） A 型题

1~5　D D B D A　　　　　　6~10　D A A A B

（二） B 型题

1~5　C B A A C

（三） C 型题

1~5　C B A B C

（四） K 型题

1~4　E B A E

（五） X 型题

1~5　ABC ABCD AB AB ABD

四、判断题

1~5　√√√××

第十四章　　医学寄生虫概述　▷▷▷▷

习　题

一、名词解释

1. 寄生（parasitism）
2. 机会性致病寄生虫（opportunistic parasite）
3. 保虫宿主（储存宿主）（reservoir host）
4. 带虫者（carrier）
5. 异位寄生（heterotopic parasite）
6. 滋养体（trophozoite）
7. 包囊（cyst）

二、填空题

1. 研究感染人的寄生虫和寄生虫病的科学称_____。
2. 两种生物生活在一起，其中一种生物受到损害，这种生物叫_____。
3. 寄生在宿主体内组织、器官或细胞内的寄生虫叫_____。
4. 既可营自生生活，又能营寄生生活的寄生虫叫_____。
5. 寄生虫的幼虫或无性阶段寄生的宿主叫_____。
6. 寄生虫发育的整个过程称_____。
7. 寄生虫生活史类型主要以是否需要_____划分。
8. 宿主对寄生虫的影响主要表现为_____。
9. 宿主能完全消除体内的寄生虫，并对再感染产生完全的稳固的免疫力，这种获得性免疫类型称_____。
10. 寄生虫病流行的基本环节为_____、_____和_____。
11. 影响寄生虫病流行的流行因素为_____、_____和_____。
12. 寄生虫与宿主相互作用结果为_____、_____和_____。
13. 按寄生虫抗原的来源分_____抗原、_____抗原和_____抗原。
14. 在免疫宿主体内寄生的寄生虫可逃避宿主的免疫系统识别称_____。

三、选择题

（一） A 型题

1. WHO（世界卫生组织）联合倡议要求防治的 8 类热带病中，除麻风病、结核病和登革热外，其余 5 类都是寄生虫病，它们是（　　）
    A. 血吸虫病、钩虫病、蛔虫病、痢疾阿米巴病、丝虫病
    B. 疟疾、血吸虫病、丝虫病、痢疾阿米巴病、锥虫病
    C. 疟疾、血吸虫病、钩虫病、痢疾阿米巴病、蛔虫病
    D. 疟疾、血吸虫病、锥虫病、丝虫病、黑热病
    E. 疟疾、钩虫病、丝虫病、蛲虫病、蛔虫病

2. 宿主是指（　　）
    A. 两种共栖生物中的任何一方
    B. 两种共栖生物中受益的一方
    C. 两种互利共生生物中的任何一方
    D. 两种互利共生生物中受害的一方
    E. 营寄生生活的两种生物中受害的一方

3. 寄生物是指（　　）
    A. 两种共栖生物中的任何一方
    B. 两种共栖生物中受益的一方
    C. 两种互利共生生物中的任何一方
    D. 两种互利共生生物中受益的一方
    E. 寄生关系的两种生物中受益的一方

4. 机会致病性寄生虫是指寄生虫（　　）
    A. 营自生生活，如遇机会可侵入宿主体内
    B. 在叮咬时与宿主体表接触，食后离去，宿主获得疾病
    C. 常致宿主体内隐性感染，于宿主免疫功能低下时致病
    D. 常致宿主体内隐性感染，偶然致病
    E. 自然存在于宿主体表，偶然机会侵入体内致病

5. 人体寄生虫包括三大类（　　）
    A. 吸虫、绦虫、线虫　　　　　　　B. 吸虫、绦虫、原虫
    C. 原虫、线虫、节肢动物　　　　　D. 原虫、蠕虫、节肢动物
    E. 蠕虫、吸虫、节肢动物

6. 寄生虫的生活史是指（　　）
    A. 生长发育过程　　　　　B. 生殖方式　　　　　C. 感染方式
    D. 宿主种类　　　　　　　E. 寄生部位

7. 转续宿主是指（　　）

A. 寄生虫的适宜终宿主　　　　　B. 寄生虫的适宜中间宿主

C. 寄生虫的适宜保虫宿主　　　　D. 寄生虫幼虫寄生的不适宜宿主

E. 寄生虫成虫寄生的不适宜宿主

8. 非消除性免疫是指机体对某种寄生虫（　　）

A. 无能力消除　　　　　　　　　B. 未全部消除，寄生虫虫体保持低密度

C. 再感染有一定抵抗力　　　　　D. 再感染有完全抵抗力

E. 保持低密度，对再感染有抵抗力

9. 在流行病学上，人兽共患寄生虫病中的家畜或野生动物是该寄生虫的（　　）

A. 终宿主　　　　　　　　　　　B. 中间宿主

C. 保虫（储蓄）宿主　　　　　　D. 转续宿主

E. 传播媒介

10. 寄生虫能在自然界中得以延续生存，最主要的适应性是（　　）

A. 对温度适应性加强　　　　　　B. 虫体形态结构的改变

C. 代谢功能的适应　　　　　　　D. 生殖能力的加强

E. 汲取营养方式多样

11. 对寄生虫描述不恰当的是（　　）

A. 自然界普遍存在　　　　　　　B. 一生离不开宿主

C. 可自宿主体表获得营养　　　　D. 可自宿主体内获得营养

E. 对宿主造成损害

12. 专性寄生虫是指寄生虫的（　　）

A. 整个生活史中均需过寄生生活

B. 整个生活史中均需选择特殊宿主

C. 至少一个生活史期必须过寄生生活

D. 至少一个生活史期必须严格选择宿主

E. 整个生活史中必须寄生在宿主的特殊部位

13. 消除性免疫是指机体对某种寄生虫（　　）

A. 部分消除　　　　　　　　　　B. 全部消除

C. 对再感染有短期免疫力　　　　D. 对再感染有长期免疫力

E. 既能消除虫体，又能对再感染产生完全抵抗力

14. 宿主对寄生虫产生免疫应答的结果不恰当的是（　　）

A. 寄生虫被损伤、杀死或消除

B. 寄生虫出现免疫逃避，继续在宿主体内存活

C. 宿主产生对再感染的免疫力

D. 宿主产生超敏反应

E. 寄生虫与宿主维持平衡，互不干扰

15. 引起幼虫移行症的寄生虫是（　　）

A. 血吸虫尾蚴　　　　　　B. 钩虫丝状蚴　　　　　　C. 犬弓首线虫幼虫

    D. 人蛔虫幼虫   E. 旋毛虫幼虫

16. 人兽共患寄生虫病是指（　　）

    A. 节肢动物与脊椎动物之间传播的寄生虫病

    B. 野生动物与家畜之间传播的寄生虫病

    C. 无脊椎动物与脊椎动物之间传播的寄生虫病

    D. 脊椎动物与人之间传播的寄生虫病

    E. 家畜与家畜之间传播的寄生虫病

17. 以夺取营养为主，危害人体的寄生虫是（　　）

    A. 日本血吸虫   B. 溶组织内阿米巴   C. 杜氏利什曼原虫

    D. 丝虫   E. 蛔虫

18. 两种生物生活在一起，一方受益，另一方受害的关系是（　　）

    A. 互利共生   B. 共栖   C. 寄生

    D. 共生   E. 片利共生

19. 寄生虫病的流行环节是（　　）

    A. 传染源、中间宿主、传播媒介

    B. 传染源、传播途径、易感人群

    C. 自然因素、生物因素、社会因素

    D. 温度、湿度、地质

    E. 寄生虫的种类、数量、致病性

20. 影响寄生虫病流行的主要因素是（　　）

    A. 温度、湿度   B. 土壤、水质

    C. 生物、自然、社会   D. 社会制度、经济条件

    E. 光照、雨量

21. 寄生虫对宿主的损伤不包括（　　）

    A. 机械性   B. 化学性

    C. 摄取营养   D. 机体免疫应答产生的超敏反应

    E. 机体正常的免疫反应

22. 寄生虫抗原来源，以下哪项是错误的（　　）

    A. 虫体   B. 虫体表膜   C. 幼虫脱皮液

    D. 虫体的排泄物   E. 代谢抗原

23. 下列哪些不是常用于诊断寄生虫病的粪便检查方法（　　）

    A. 直接涂片法   B. 水洗沉淀法   C. 浓集法

    D. 毛蚴孵化法   E. 新鲜血滴法

24. 下列哪些不是采用活组织检查法诊断的寄生虫病（　　）

    A. 血吸虫病   B. 猪囊尾蚴病

    C. 溶组织内阿米巴病   D. 旋毛虫病

    E. 蛔虫病

25. 哪项不是影响寄生虫病流行的自然因素（　　　）
    A. 温度、湿度　　　　　　　B. 雨量、光照　　　　　　C. 食物种类
    D. 生物物种　　　　　　　　E. 地理环境

26. 人兽共患寄生虫病中的家畜或野生动物，在流行病学上是该种人体寄生虫的（　　　）
    A. definitive host　　　　　　B. intermediate host　　　C. reservoir host
    D. paratenic host　　　　　　E. 以上都不是

27. 土源性蠕虫在生活史发育过程中（　　　）
    A. 需要中间宿主　　　　　　B. 不需要中间宿主　　　　C. 需要保虫宿主
    D. 需要转续宿主　　　　　　E. 需要储存宿主

28. 成虫或有性生殖阶段寄生的宿主（　　　）
    A. 终宿主　　　　　　　　　B. 中间宿主　　　　　　　C. 保虫宿主
    D. 转续宿主　　　　　　　　E. 传播媒介

29. 寄生虫病的防治原则是（　　　）
    A 控制传染源、切断传播途径、保护易感人群
    B 控制传染源、加强粪便管理、管好饮用水
    C 治疗患者、治疗带虫者、捕杀保虫宿主
    D 消灭媒介、消灭中间宿主、捕杀保虫宿主
    E 治疗患者、消灭保虫宿主、保护易感人群

30. 幼虫或无性生殖阶段寄生的宿主（　　　）
    A. 终宿主　　　　　　　　　B. 中间宿主　　　　　　　C. 保虫宿主
    D. 转续宿主　　　　　　　　E. 传播媒介

31. 寄生虫病流行的三个特点是（　　　）
    A. 自然疫源性、季节性、阶段性
    B. 多发性、自然疫源性、连续性
    C. 阶段性、连续性、季节性
    D. 地方性、阶段性、自然疫源性
    E. 地方性、季节性、自然疫源性

32. 两种生物生活在一起，在营养上互相依赖，互相有利，这种生活方式称为（　　　）
    A. 互利共生生活　　　　　　B. 共栖生活　　　　　　　C. 寄生生活
    D. 自生生活　　　　　　　　E. 兼性寄生生活

33. 保虫宿主指的是（　　　）
    A. 寄生虫成虫寄生的动物宿主
    B. 寄生虫幼虫寄生的动物宿主
    C. 除人以外的宿主
    D. 寄生虫幼虫寄生的非正常宿主
    E. 除人以外，寄生虫成虫寄生的脊椎动物宿主，并可作为人体寄生虫的传染源

34. 寄生虫生活史的世代交替指（　　）

    A. 有宿主更换

    B. 有性生殖和无性生殖交替

    C. 自由生活与寄生生活交替

    D. 卵生与胎生交替

    E. 水生与陆生交替

35. 带虫免疫是指宿主感染寄生虫后产生的免疫力（　　）

    A. 能将寄生虫完全清除，但对再感染无免疫力

    B. 虽不能将虫体全部清除，但对再感染具有一定的免疫力

    C. 不能清除寄生虫，对再感染也无免疫力

    D. 能将寄生虫完全清除，对再感染也有完全的免疫力

    E. 虽不能将寄生虫全部清除，但对再感染有完全的免疫力

36. 两种生物生活在一起，一方受益，另一方既不受益也不受害的生活方式称为（　　）

    A. 互利共生生活　　　　　B. 共栖生活　　　　　C. 寄生生活

    D. 自生生活　　　　　　　E. 兼性寄生生活

（二）B 型题

    A. 肝巨噬细胞大量增生　　　B. 肝脓肿

    C. 肝肉芽肿　　　　　　　　D. 胆管急性阻塞

1. 蛔虫寄生可引起（　　）

2. 杜氏利什曼原虫可引起（　　）

3. 溶组织内阿米巴可引起（　　）

4. 日本血吸虫可引起（　　）

    A. 一方受益，另一方受害　　B. 一方受益，另一方无害

    C. 双方都有利　　　　　　　D. 双方都无利

5. 互利共生是（　　）

6. 共栖是（　　）

7. 寄生是（　　）

    A. first intermediate host　　B. paratenic host

    C. definitive host　　　　　　D. reservoir host

8. 储蓄（保虫）宿主（　　）

9. 第一中间宿主（　　）

10. 终宿主（　　）

11. 转续宿主（　　）

  A. 继发性免疫缺陷   B. 隐性感染

  C. 异位寄生   D. 幼虫移行症

12. latent infection （　　　）

13. Larva migrans （　　　）

14. Ectopic parasitism （　　　）

15. Secondary immunodeficiency （　　　）

  A. 长江以北   B. 长江以南

  C. 西北牧区   D. 全国各地

16. 日本血吸虫病 （　　　）

17. 棘球蚴病 （　　　）

18. 黑热病 （　　　）

19. 蛲虫病 （　　　）

（三）C 型题

  A. 中间宿主存在的影响   B. 自然因素和社会因素的影响

  C. 两者都是   D. 两者都不是

1. 生活史为间接型的寄生虫，其传播是受 （　　　）

2. 生活史为直接型的寄生虫，其传播是受 （　　　）

  A. 中间宿主   B. 终宿主

  C. 两者都是   D. 两者都不是

3. 人作为猪带绦虫 （　　　）

4. 人作为十二指肠钩虫 （　　　）

5. 犬作为人蛔虫 （　　　）

  A. 生活史中有中间宿主   B. 生活史中有保虫宿主

  C. 两者都是   D. 两者都不是

6. 人蛔虫 （　　　）

7. 日本血吸虫 （　　　）

  A. 寄生虫感染后不表现临床症状   B. 寄生虫感染后不易用常规方法检出

  C. 两者都是   D. 两者都不是

8. 慢性感染 （　　　）

9. 隐性感染 （　　　）

10. 带虫者 （　　　）

（四） K 型题

A. ①+②+③　　　　　B. ①+③　　　　　C. ②+④

D. ④　　　　　　　　E. ①+②+③+④

1. 寄生虫对宿主的损害包括（　　　）

①夺取营养　　　　　　　②机械性损伤

③毒性作用　　　　　　　④免疫损伤

2. 寄生虫为适应寄生生活，可有以下变化（　　　）

①虫体形态结构变化　　　②生殖能力增强

③生理代谢改变　　　　　④对宿主免疫力的适应

3. 宿主对寄生虫的免疫作用有（　　　）

①皮肤屏障作用　　　　　②细胞免疫作用

③体液免疫作用　　　　　④抗体依赖细胞介导作用

4. 饮用未消毒的水可能感染的寄生虫有（　　　）

①人蛔虫幼虫　　　　　　②布氏姜片虫囊蚴

③钩虫丝状蚴　　　　　　④溶组织内阿米巴成熟包囊

5. 切断寄生虫病的传播途径包括（　　　）

①控制和消灭中间宿主　　②服用治疗药物

③管理粪便和水源　　　　④注射疫苗

（五） X 型题

1. 线虫的生活史分为（　　　）

A. 卵　　　　　　　　　B. 幼虫

C. 成虫　　　　　　　　D. 尾蚴

2. 大多数吸虫在水中的基本发育阶段包括（　　　）

A. 卵　　　　　　　　　B. 毛蚴

C. 胞蚴　　　　　　　　D. 雷蚴

3. 原虫的生活史类型包括（　　　）

A. 大众传播型　　　　　B. 人际传播型

C. 循环传播型　　　　　D. 虫媒传播型

4. 节肢动物的生活史类型（　　　）

A. 完全变态　　　　　　B. 半变态

C. 不完全变态　　　　　D. 半完全变态

5. 寄生虫的传播方式（　　　）

A. 血液传播　　　　　　B. 垂直传播

C. 水平传播　　　　　　D. 自体传播

四、判断题

1. 线虫虫体一般呈圆柱形，不分节，左右对称，前端钝圆，后端逐渐变细。（　　）

2. 吸虫虫卵一般为椭圆形，大多没有卵盖。（　　）

3. 绦虫缺体腔，无口和消化道，依靠体表的微毛吸取宿主肠道中的营养物质。（　　）

4. 寄生虫的传播方式分两种：垂直传播、水平传播。（　　）

5. 节肢动物从虫卵发育为成虫，经历了形态结构等一系列改变，称为变态。可分为完全变态和半完全变态两种类型。（　　）

五、简答题

1. 寄生虫对宿主的致病作用包括哪些？

2. 什么是食源性寄生虫病？请列举 3 种常见的食源性寄生虫病。

3. 什么是隐性感染？请列举 2 种常见的机会致病寄生虫病。

4. 什么是新现寄生虫病和再现寄生虫病？

5. 如何贯彻对寄生虫病采取的综合防治措施？

6. 举例说明终宿主和中间宿主。

六、综合分析题

患者，女，13 岁，山东人，腹泻 7 天，每日排便 6~7 次，粪便呈稀糊样、黄水样，伴有口渴、发热、腹痛、腹胀、恶心、呕吐、食欲不振等。询问病史，该患者曾在郊区农村住了两周，返回两天后即出现腹泻，服用吡哌酸和胖得生 2~3 天后腹泻停止，随访其家人无类似病情。

1. 根据症状分析，属于哪种寄生虫病？用何种检测予以确诊？

2. 本病的传染源有哪些？通过何种途径和感染方式？

3. 本病的防治原则是什么？

参考答案

一、名词解释

1. 寄生指两种生物生活在一起，其中一方受益，另一方受害。例如，蛔虫寄生在人体小肠内，以半消化食物为营养，获得生长发育的条件；但同时对人体造成损害，引起蛔虫感染或蛔虫病。

2. 有些寄生虫在宿主免疫功能正常时处于隐性感染状态。当宿主免疫功能缺损或低下时，虫体大量繁殖、致病力增强，导致宿主出现临床症状。此类寄生虫称为机会性致病寄生虫。例如，刚地弓形虫、微小隐孢子虫等。

3. 有些寄生虫既可寄生于人，又可寄生于某些脊椎动物，后者体内的寄生虫在一定条件下可传播给人。在流行病学上，这些动物起到保存寄生虫的作用，被称为保虫宿主。例如，黄牛、猪等是日本血吸虫的保虫宿主。

4. 带虫者指无明显临床症状和体征，但可传播病原体的人。

5. 异位寄生指有些寄生虫在常见寄生部位以外的组织或器官内寄生的现象。

6. 原虫生活史一般都经历形态结构、生物学功能不同的多个阶段，通常把具有运动、摄食和生殖能力的阶段称为滋养体，是多数寄生原虫的基本生化型和致病阶段。

7. 许多原虫的滋养体可在一定条件下分泌外壁，形成不活动的虫体，这个阶段称为包囊。

二、填空题

1. 医学寄生虫学

2. 宿主

3. 体内寄生虫

4. 兼性寄生虫

5. 中间宿主

6. 生活史

7. 中间宿主

8. 免疫应答

9. 消除性免疫

10. 传染源，传播途径，易感人群

11. 生物因素，自然因素，社会因素

12. 消除寄生虫，患寄生虫病，带虫状态

13. 表面，代谢，虫体

14. 免疫逃避

三、选择题

（一）A 型题

1~5　D E E C D	6~10　A D E C D	11~15　B C E E C
16~20　D E C B C	21~25　E E E E C	26~30　C B A A B
31~35　E A E B B	36　B	

（二）B 型题

1~5　D A B C C	6~10　B A D A C
11~15　B B D C A	16~19　B C A D

（三）C 型题

1~5　C B C B D	6~10　D C D C A

（四）K 型题

1~5　E A E C B

（五）X 型题

1~5　ABC ABCD BCD AC BCD

四、判断题

1~5　√ × √ × ×

五、简答题

1. 答：夺取营养、机械性损伤、化学毒物作用和免疫病理损害。

2. 答：指由于吃了含有寄生虫感染阶段的食物而感染的一类寄生虫病。

例如，华支睾吸虫病、带绦虫病、旋毛虫病等。

3. 答：指人体感染寄生虫后，没有出现明显临床症状，但又不易用常规方法检测出病原体，此种寄生现象称为隐性感染。例如，弓形虫病、隐孢子虫病。

4. 答：新现寄生虫病指新识别的和未知的寄生虫病。再现寄生虫病指已知的，发病率已降至很低，不再被认为是公共卫生问题，但现在又重新流行的寄生虫病。

5. 答：寄生虫病的防治，必须从控制和消灭传染源、切断传播途径和保护易感者（预防感染）三方面制定综合防治措施。

控制和消灭传染源：普查普治带虫者和患者，查治或处理储蓄宿主，对流动人口进行监测，控制流行区的传染源的输入和扩散。切断传播途径：加强粪便管理；搞好环境卫生和个人卫生；控制或消灭中间宿主和媒介节肢动物。保护易感者：加强卫生宣传教育，提高自我保护意识；加强集体和个人防护工作；改变不良的饮食习惯，以防感染食源性寄生虫病。

6. 答：终宿主指寄生虫成虫或有性生殖阶段寄生的宿主。如卫氏并殖吸虫成虫寄生于人体或哺乳动物，人或这些哺乳动物即为卫氏并殖吸虫的终宿主。

中间宿主指寄生虫的幼虫或无性生殖阶段寄生的宿主。若某种寄生虫生活史中需要两个或以上中间宿主，则依次称为第一中间宿主、第二中间宿主。如华支睾吸虫有两个中间宿主，淡水螺为第一中间宿主，淡水鱼为第二中间宿主。

六、综合分析题

答：

1. 本病可能属于隐孢子虫病，主要表现为急性水样腹泻，一般无脓血，每日排便2~20次，严重感染者出现喷射性水样泻。

早期需进行肠黏膜活组织检查，从粪便中查出卵囊以确诊。检查方法多用粪便直接涂片，金胺-酚染色法。

2. 传染源主要是隐孢子虫患者粪便中或呕吐物里含有大量卵囊，多数患者症状消失后仍有卵囊排出，健康带虫者和恢复期带虫者也是重要的传染源。污染卵囊的水或食物是重要的传播途径。感染方式以饮用被隐孢子虫卵囊污染的水源居多。

3. 防治原则首先考虑隐孢子虫病是人畜共患的寄生虫病，预防本病应防止患者病畜的粪便污染食物和水，注意个人卫生，保护免疫功能低下或缺陷的人。隐孢子虫卵囊对外界抵抗力强，加热 65~70℃ 30min，可杀死卵囊。

第十五章　常见致病寄生虫 ▷▷▷

习　题

一、名词解释

1. 缓殖子（bradyzoite）

2. 再燃（recurrence）

3. 机械性传播（mechanical transmission）

4. 生物学传播（Biological transmission）

5. 夜现周期性（nocturnal periodicity）

6. 幼虫移行症（larva migrans）

7. 消除性免疫（sterilizing immunity）

8. 非消除性免疫（non-sterilizing immunity）

二、填空题

1. 疟原虫复发可发生在_____疟原虫和_____疟原虫感染的患者。

2. 阿米巴痢疾常用的病原学检查方法为_____，带囊者为_____。

3. 杜氏利什曼原虫寄生在人体的_____细胞内，刚地弓形虫寄生在_____细胞内。

4. 疟原虫、阴道毛滴虫、血吸虫、细粒棘球绦虫和似蚓蛔线虫的感染阶段分别为_____、_____、_____、_____和_____。

5. 布氏姜片吸虫成虫寄生在人体的_____。

6. 血吸虫卵造成的主要病理变化是_____。

7. 链状带绦虫的致病阶段有_____和_____。

8. 在我国流行的丝虫有两种，即_____和_____。

9. 卫氏并殖吸虫的第一中间宿主为_____，第二中间宿主为_____。

10. 人是旋毛形线虫的_____和_____。

三、选择题

（一）A 型题

1. 寄生虫与宿主的关系，下列哪项是错误的（　　　）

A. 人是刚地弓形虫的终宿主

B. 中华按蚊是马来丝虫的中间宿主

C. 野猪是斯氏狸殖吸虫的转续宿主

D. 猫是华支睾吸虫的保虫宿主

2. 感染期的定义是（　　　）

A. 寄生虫感染宿主的阶段　　　B. 寄生虫感染终宿主的阶段

C. 寄生虫感染人体的阶段　　　D. 寄生虫的幼虫阶段

3. 需夜间检查诊断的寄生虫病是（　　　）

A. 丝虫病　　　B. 疟疾

C. 旋毛虫病　　　D. 血吸虫病

4. 只需要一种宿主即可完成生活史的寄生虫是（　　　）

A. 丝虫　　　B. 弓形虫

C. 蛔虫　　　D. 疟原虫

5. 结肠内阿米巴成熟包囊内核的数目通常是（　　　）

A. 1 个　　　B. 2 个

C. 4 个　　　D. 8 个

6. 旋毛虫的主要保虫宿主是（　　　）

A. 人　　　B. 犬

C. 猪　　　D. 牛

7. 生活史中只有滋养体期的寄生原虫是（　　　）

A. 阴道毛滴虫　　　B. 蓝氏贾第鞭毛虫

C. 弓形虫　　　D. 杜氏利什曼原虫

8. 对怀疑为黑热病的患者，首选的检查方法是（　　　）

A. 免疫学检查　　　B. 外周血涂片检查

C. 骨髓穿刺涂片检查　　　D. 肝脏穿刺涂片检查

9. 在外界环境中，虫卵抵抗力最强的寄生虫是（　　　）

A. 蛔虫　　　B. 猪带绦虫

C. 鞭虫　　　D. 血吸虫

10. 我国长江以北地区没有血吸虫病的流行主要是因为（　　　）

A. 河流少　　　B. 无传染源

C. 人群抵抗力强　　　D. 无钉螺

11. 疟原虫的主要致病时期是（　　　）

A. 红细胞外期裂殖体　　　B. 红细胞内期无性体

C. 红细胞内期配子体　　　D. 子孢子

12. 在人体肝胆管内寄生的寄生虫是（　　　）

A. 丝虫　　　B. 旋毛虫

C. 华支睾吸虫　　　D. 钩虫

13. 包虫在人体内的寄生部位常见于（　　）
　　A. 脑　　　　　　　　　　　B. 肺
　　C. 眼　　　　　　　　　　　D. 肝

14. 目前，治疗阿米巴病的首选药物是（　　）
　　A. 海群生　　　　　　　　　B. 丙硫咪唑
　　C. 吡喹酮　　　　　　　　　D. 甲硝唑

15. 人体感染肺吸虫有可能是因为（　　）
　　A. 喝溪水，吃溪蟹、淡水鱼　　B. 吃淡水虾、荸荠，喝生水
　　C. 喝溪水，吃海蟹、川卷螺　　D. 吃溪蟹和蝲蛄，喝溪水

16. 蛔虫感染人体的主要途径是（　　）
　　A. 经皮肤　　　　　　　　　B. 经口
　　C. 经呼吸道　　　　　　　　D. 经媒介昆虫叮咬

17. 生活史中可以不需要中间宿主的寄生虫是（　　）
　　A. 布氏姜片吸虫　　　　　　B. 细粒棘球绦虫
　　C. 猪带绦虫　　　　　　　　D. 微小膜壳绦虫

18. 用药物治疗后，虫体不能排出人体外的寄生虫病是（　　）
　　A. 肝吸虫病　　　　　　　　B. 姜片虫病
　　C. 丝虫病　　　　　　　　　D. 钩虫病

19. 原虫感染的宿主免疫类型多属于（　　）
　　A. 消除性免疫　　　　　　　B. 无获得性免疫
　　C. 带虫免疫　　　　　　　　D. 伴随免疫

20. 马来丝虫病晚期患者常见的症状或体征是（　　）
　　A. 下肢象皮肿　　　　　　　B. 乳糜尿
　　C. 丝虫热　　　　　　　　　D. 阴囊象皮肿

（二）　B 型题

　　A. 只有滋养体　　　　　　　B. 有滋养体和包囊
　　C. 虫媒传播有世代交替　　　D. 循环传播型

1. 溶组织内阿米巴（　　）
2. 疟原虫（　　）
3. 阴道毛滴虫（　　）

　　A. 鞭毛　　　　　　　　　　B. 纤毛
　　C. 伪足　　　　　　　　　　D. 扭动

4. 阿米巴原虫运动方式（　　）
5. 疟原虫孢子运动方式（　　）

A. 青蒿素　　　　　　　　　　B. 磺胺

C. 甲硝唑　　　　　　　　　　D. 螺旋霉素

6. 治疗恶性疟疾的药物是（　　　）

7. 治疗阴道毛滴虫的药物是（　　　）

A. 两个中间宿主　　　　　　　B. 一个中间宿主

C. 水生植物为媒介　　　　　　D. 昆虫为传播媒介

8. 日本血吸虫发育过程中需要（　　　）

9. 华支睾吸虫发育过程中需要（　　　）

10. 布氏姜片吸虫发育过程中需要（　　　）

（三）　C 型题

A. 肝硬化、腹水　　　　　　　B. 侏儒症

C. 两者均可　　　　　　　　　D. 两者均不可

1. 华支睾吸虫严重临床表现（　　　）

2. 日本血吸虫严重临床表现（　　　）

3. 布氏姜片吸虫严重临床表现（　　　）

A. 主要寄生在成熟红细胞　　　B. 主要寄生在网状红细胞

C. 两者均可　　　　　　　　　D. 两者均不可

4. 恶性疟原虫（　　　）

5. 间日疟原虫（　　　）

A. 中间宿主　　　　　　　　　B. 终宿主

C. 两者均是　　　　　　　　　D. 两者均不是

6. 猫是弓形虫的（　　　）

7. 白蛉是杜氏利什曼原虫的（　　　）

8. 人是疟原虫的（　　　）

A. 经口感染　　　　　　　　　B. 经损伤的皮肤感染

C. 两者均可　　　　　　　　　D. 两者均不可

9. 阿米巴痢疾（　　　）

10. 弓形虫病（　　　）

11. 原发性阿米巴脑膜脑炎（　　　）

12. 旅游者腹泻（　　　）

（四） K 型题

A. ①+②+③　　　　B. ①+③　　　　C. ②+④

D. ④　　　　E. ①+②+③+④

1. 脑囊虫病的临床症状是（　　）

①颅内压增高　　　　②偏瘫失语

③癫痫发作　　　　④精神症状

2. 蛔虫可引起的并发症（　　）

①蛔虫性阑尾炎　　　　②胆道蛔虫

③肠梗阻　　　　④贫血

3. 日本血吸虫病在传播途径中哪些是重要环节（　　）

①含有虫卵的粪便污染水源　　　　②蚊虫叮咬

③人群以不同方式接触疫水　　　　④储蓄宿主大量存在

4. 粪便直接涂片可检出的原虫是（　　）

①杜氏利氏曼原虫　　　　②溶组织阿米巴

③疟原虫　　　　④隐孢子虫

5. 脑囊虫病的诊断方法（　　）

①核磁共振　　　　②手术摘除检查

③脑脊液或血液免疫学检查　　　　④粪便检查

6. 雌虫产幼虫并以昆虫为中间宿主的线虫是（　　）

①美丽筒线虫　　　　②结膜吸吮线虫

③旋毛形线虫　　　　④班氏丝虫

7. 血吸虫虫卵能进入肠腔并随粪便排出体外，其原因是（　　）

①成虫在消化道产卵　　　　②粗糙食物刺激

③血管内压增加　　　　④肠的蠕动、腹内压增加

（五） X 型题

1. 寄生虫在宿主体内的免疫逃避机制主要为（　　）

A. 抗原变异　　　　B. 抗原伪装　　　　C. 释放可溶性抗原

D. 改变宿主的免疫应答　　　　E. 解剖位置的隔离

2. 常伴发于免疫低下或免疫缺陷患者的寄生虫感染有（　　）

A. 粪类圆线虫　　　　B. 弓形虫　　　　C. 疟原虫

D. 包虫　　　　E. 肺孢子虫

3. 下列哪些属于人兽共患寄生虫病（　　）

A. 疟疾　　　　B. 日本血吸虫病　　　　C. 蛲虫病

D. 贾第虫病　　　　E. 包虫病

4. 属于土源性蠕虫的寄生虫有（　　）

A. 旋毛虫   B. 华支睾吸虫   C. 钩虫

D. 鞭虫   E. 蛔虫

5. 虫卵排出后立即对人具有感染性的寄生虫有（   ）

  A. 蛲虫   B. 细粒棘球绦虫   C. 蛔虫

  D. 猪带绦虫   E. 牛带绦虫

6. 人生吃或半生吃动物肉可能感染的寄生虫有（   ）

  A. 弓形虫   B. 日本血吸虫   C. 旋毛虫

  D. 包虫   E. 华支睾吸虫

7. 经间接或直接接触可能感染的寄生虫有（   ）

  A. 钩虫   B. 阴道毛滴虫   C. 疥螨

  D. 蓝氏贾第鞭毛虫   E. 耻阴虱

8. 外周血液涂片检查可能查到的寄生虫有（   ）

  A. 钩虫   B. 阴道毛滴虫   C. 丝虫

  D. 疟原虫   E. 并殖吸虫

9. 弓形虫感染人体的途径主要有（   ）

  A. 经口感染   B. 经破损的皮肤黏膜感染

  C. 经呼吸道感染   D. 经媒介昆虫感染

  E. 经胎盘感染

10. 蛔虫在人群中感染普遍的原因主要是（   ）

  A. 雌虫产卵量大   B. 虫卵在外界抵抗力强

  C. 生活史简单   D. 感染期幼虫污染外界环境严重

  E. 个人卫生习惯不良

11. 可引起人皮下包块或结节的寄生虫有（   ）

  A. 猪带绦虫   B. 细粒棘球绦虫   C. 华支睾吸虫

  D. 曼氏迭宫绦虫   E. 卫氏并殖吸虫

12. 常引起患者外周血嗜酸性粒细胞增高的寄生虫病有（   ）

  A. 疟疾   B. 蛔虫病   C. 旋毛虫病

  D. 弓形虫病   E. 肺吸虫病

四、判断题

1. 线虫是因虫体呈圆柱形或细线形而得名。（   ）

2. 华支睾吸虫检测以粪便中检出幼虫为诊断依据。（   ）

3. 链状带绦虫成虫寄生于人的大肠内。（   ）

4. 疟原虫在人体内发育分为红外期和红内期。（   ）

5. 刚地弓形虫生活史有 6 种形态。（   ）

6. 自阴道后穹窿分泌物、尿液沉淀物或前列腺液中查见阴道毛滴虫滋养体为确诊依据。（   ）

7. 美洲钩虫尾部有尾刺。（　　）

8. 发现成虫或在粪便中检出虫卵即可诊断似蚓蛔线虫。（　　）

五、简答题

1. 临床表现出现明显腹泻症状的寄生虫有哪几种？是如何感染人体的？

2. 在寄生虫病流行区，发现肝大、脾大患者，可能是哪些寄生虫引起的？

3. 在我国寄生于脑部的较常见的寄生虫有哪几种？都是如何到达脑部的？

4. 华支睾吸虫是如何感染人体的？如何预防？

六、综合分析题

患儿刘某，男，40 天，夏季出生，江苏省淮安市人。其母在孕期患疟疾，患儿呈进行性皮肤苍白，啼哭 1 个多月，不明原因高热 40℃，呕吐，不爱哺乳。血涂片检查每一油镜视野可见不同时期间日疟原虫 16～20 个，其中滋养体和环状体占 10%，有大量的未成熟裂殖体和配子体。

1. 该患儿患的是什么病？依据是什么？

2. 该患儿是如何感染的？

<h1 style="text-align:center">参考答案</h1>

一、名词解释

1. 在慢性感染中，滋养体缓慢增殖或相对静止，被称为缓殖子。

2. 再燃指急性疟疾患者在疟疾发作停止后，由于体内红细胞内期疟原虫未被完全消灭，这些残存的疟原虫又大量增殖，经数周或数月，无再感染情况下，又出现临床发作症状。

3. 机械性传播指节肢动物对病原体的传播只起携带输送作用，病原体的形态和数量均不发生改变，但仍保持感染力。

4. 生物学传播指病原体进入节肢动物内，必须经过发育和（或）增殖到感染阶段，才能传播到新的宿主，且只有某些种类的节肢动物才适合于某种病原体的发育或增殖。

5. 丝虫微丝蚴在人体外周血液中的出现有一定的周期性，一般昼少夜多，它们白天滞留在肺毛细血管中，夜晚出现于外周血液，这种现象称为夜现周期性。

6. 幼虫移行症指一些动物寄生蠕虫的幼虫侵入人体后，由于人体是这些蠕虫的非适宜宿主，所以这些幼虫不能发育为成虫，但可在体内长期存活并移行，引起局部或全身性病变。

7. 消除性免疫是指宿主对寄生虫产生的保护性免疫应答，既能清除体内已有的寄生虫，又能对再感染产生完全的抵抗力。例如，热带利什曼原虫引起皮肤利什曼病。

8. 非消除性免疫指寄生虫感染后虽可诱导宿主对再感染产生一定的免疫力，但对体内已有的寄生虫不能完全清除，维持在低虫荷状态。使用药物完全驱虫后，宿主的免疫力随之消失。非消除性免疫包括带虫免疫（如疟原虫感染免疫）和伴随免疫（如血吸虫感染免疫）。

二、填空题

1. 间日，卵形
2. 生理盐水涂片法，碘液涂片法
3. 巨噬，有核
4. 子孢子，滋养体，尾蚴，虫卵，感染性虫卵
5. 小肠
6. 虫卵肉芽肿
7. 成虫，囊尾蚴
8. 班氏吴策线虫，马来布鲁线虫
9. 川卷螺，溪蟹和蝲蛄
10. 终宿主，中间宿主

三、选择题

（一）A 型题

1~5　A C A C D　　　　6~10　C A C A D
11~15　B C D D D　　　　16~20　B D C C A

（二）B 型题

1~5　B C A C D　　　　6~10　A C B A C

（三）C 型题

1~5　C C D C B　　　　6~10　C D A A C　　　11~12　D A

（四）K 型题

1~5　E A B C B　　　　6~7　C D

（五）X 型题

1~5　ABCDE　ABE　BE　CDE　BD
6~10　ACE　BCE　CD　ABE　ABCE
11~12　ABDE　CE

四、判断题

1~5　√××√×　　　　6~8　√×√

五、简答题

1. 答：①溶组织阿米巴，吞食成熟包囊。②蓝氏贾第鞭毛虫，吞食成熟包囊。③人毛滴虫，吞入滋养体。④隐孢子虫，吞入卵囊。⑤布氏姜片吸虫，生吃或半生吃含囊蚴的媒介植物或饮水吞入囊蚴。⑥日本血吸虫，接触疫水及饮水，尾蚴经皮肤侵入。⑦微小膜壳绦虫，饮用污染的水，食入污染的食物，吞入虫卵或误食含似囊尾蚴的昆虫中间宿主，此外还有自体内感染。⑧旋毛形线虫，食含幼虫囊包的肉类。⑨粪类圆线虫，丝状蚴经自体内感染、自体外感染或从外界经皮肤感染。⑩鞭虫，吞食感染性虫卵。

2. 答：可能是下列寄生虫引起的肝、脾肿大。①杜氏利什曼原虫无鞭毛体寄生于巨噬细胞内，使巨噬细胞大量增生和破坏，因肝、脾内巨噬细胞大量增生致肝、脾肿大。②弓形虫寄生于肝、脾有核细胞内，损害肝脾，常引起肝肿大，间有发现脾肿大者。③疟原虫寄生于红细胞内，引起单核巨噬细胞增生和脾充血，疟疾发作后，可出现脾肿大，伴有肝肿大。④华支睾吸虫寄生在肝胆管，由其代谢产物和机械刺激导致肝损伤。常表现为肝肿大，有时伴有脾肿大体征。⑤人体肝片吸虫病也可有肝、脾肿大。⑥日本血吸虫寄生人体，成虫产卵，虫卵可阻塞门静脉小支，造成肝前型阻塞，导致门静脉高压，出现肝、脾肿大。

3. 答：在我国寄生于人体脑部的寄生虫，较常见的：①溶组织内阿米巴滋养体，其在大肠壁内侵入静脉，可随血流到达脑部。②恶性疟原虫和间日疟原虫红细胞内期可随血流到脑毛细血管内寄生。③弓形虫的速殖子、缓殖子随血流到脑内，分别在有核细胞和组织内寄生。④血吸虫卵可随血流到达脑部。⑤卫氏并殖吸虫的成虫有时可经人体组织、器官移行到脑部寄生。⑥猪带绦虫虫卵在小肠内，卵内六钩蚴逸出，侵入肠壁毛细血管，随血流到脑组织发育成幼虫。⑦棘球蚴和泡球蚴，均由虫卵在小肠内孵出六钩蚴，六钩蚴侵入肠壁毛细血管，随血流到脑组织发育到此幼虫期。⑧广州管圆线虫幼龄成虫，由于第三期幼虫（感染期幼虫）在人体消化道内，穿肠壁进入血循环，但多数幼虫沿颈总动脉到达脑部并发育为幼龄成虫。

4. 答：人因生食或半生食含有华支睾吸虫感染阶段囊蚴的淡水鱼虾而感染。预防肝吸虫感染首先应做好卫生宣传教育工作，提高人们对华枝睾吸虫病传播途径的认识。90℃即可杀死鱼虾肌肉的囊蚴，因此改变烹饪方法和生食或半生食鱼虾的饮食习惯，混用切生、熟食砧板及器皿，是预防感染的关键。

六、综合分析题

答：

1. 江苏淮安市地处苏北，是疟原虫流行区之一，该患儿高热达40℃，啼哭1个多月，呕吐，不爱哺乳，是和患疟疾直接相关，本为先天性间日疟，因在其血涂片镜检发现有大量红内期疟原虫。

2. 其母在妊娠前曾患间日疟，抗疟治疗不彻底，疟原虫可能经胎盘或于分娩时随剥离胎盘进入胎儿脐带感染所致。但也不排除患儿被感染疟原虫的按蚊叮咬所引起。